好姿勢，救自脊

QRCode影音教學版

超人氣脊椎保健達人教你改變NG姿勢，從脊開始，找回健康

鄭雲龍／著
邱淑宜／採訪撰文

作者序

攀向使命之巔，因為山就在那裡

我很早就是一位知識分享者，在「網紅」這個名詞還沒出現前，許多有脊椎症狀困擾的網友，已經常常在網路上搜尋我的資訊，透過我的部落格及影片教學自己創造健康，因此有粉絲戲稱我是第一代網紅，我要不謙虛的說一句，確實不為過。

有一天我在路邊小吃店吃完水餃，付帳時老闆娘笑著對我說：「你就是那個教脊椎保健的鄭老師喔」，我也笑著回應：「是啊！」，她扭捏的說：「我都有看你的影片，學了很多很有用的東西，我要謝謝你，你的錢我不收啦！」，我再三推辭她的好意，錢來來回回推了幾次，最終我丟下錢快閃，當下我內心非常溫暖，原來我錄那麼多的教學影片放在YouTube上分享，原本以為是無酬的，後來才發現，人們獲得健康後的微笑，就是我最大的報酬。

我一直覺得自己是個非常幸運的人，因為我擁有的專業技能可以助人，而且我對教學充滿熱情，我的天賦更讓我在專業領域中如魚得水。更重要的是：我清楚知道自己的使命，就是：「協助民眾用簡單的方式學習與創造健康」，這句話一直激發我的內在動力、強化我的工作熱情，在熱情與天賦合一的情況下，我是一名快樂、且幸運行走在自己天命之中的人。

說到關於「使命」，我想起一九二三年，一名記者問英國登山家喬治・馬洛里：「為什麼你想要攀登珠穆朗瑪峰？」馬洛里留下一句話：「因為山就在那裡」（Because it's there），然後飄然而去。這句充滿詩意的經典名言，深刻在我腦海中，深深感動我，你若問我為何數十年如一日只從事脊椎保健推廣工作，我會俠客魂上身般的挺身回答：「因為這是我的使命！」

我看到頸椎有毛病的學員，只要一舉手就絕對聳肩，任何動作都是先啟動頸肩的肌肉；腰椎滑脫的學員，坐下前都會先蹺起臀部擠壓腰椎；膝蓋退化的學員，從椅子上站起來時，膝蓋會內夾且向前推擠……，除了上述的錯誤動作控制模式之外，駝背、塌腰、半躺半坐、左倚右靠等不良姿勢，不勝枚舉。一旦有了症狀就頻頻求醫，但生活中的錯誤模式沒變，當然走向長期的疾病與疼痛。

由於台灣健保方便又便宜、因此社會大眾普遍依賴醫療，很多人都是「把健康議題丟給醫師處理，卻在生活習慣中創造症狀」。但醫師的責任剛好相反，醫師負責的是「疾病」與「症狀」的處置，無法創造人們的健康！人們接受再好的醫療處置，事實上跟健康的產出無關，因為每個人都是他自己唯一的健康生產者，沒有人可以代替。

我深信健康的問題並非是醫療的問題，健康的問題其實是教育的問題，臺灣的醫療水準已經是亞洲第一，但我們最缺乏的其實是「健康促進」的教育機構，我說的不是一般疾病認識、健康妙方、網路上如何治好頸椎病之類的零碎知識，而是能系統化、結構化的協助民眾在生活中應用，重新建構好習慣的教學與陪伴，如：正確姿勢認知、動作控制、營養觀念、飲食選擇、情緒管理，抒壓技巧等生活型態，協助人們在生活中自己創造自己的健康。

本書距離我上一本著作《健康，自脊來》的出版隔了三年，這三年來很高興我與「身體智慧」團隊，以專業培訓的精神，持續打造更有健康價值的「脊椎強背術」研習課程，本書就是該課程的延伸內容。書中一如我的過往風格，毫無保留的希望讀者能真正學會脊椎保健的精髓，因此書中以QR Code提供大量的影片連結，加上文字及圖片相輔相成，相信能協助讀者創造自己的脊椎健康。

如果你或你的親友正在承受脊椎相關病痛的困擾，希望本書能帶給你更多正向的觀點：不要從現在看未來的苦難，因為這樣你看到的都是病痛纏身的自己，會很氣餒，你要以未來你擁有健康活力的理想情境上回頭看，現在的自己可以做些什麼？應該怎麼做？然後積極去達成目標、創造健康！思考角度一換，轉換觀點，其實看到的都是光明榮景！

誠摯邀請大家透過本書自我覺察與應用，對自己的健康負起責任、成為自己健康的主人！

鄭雲龍

雲龍兄的新書，延續上一本《健康，自脊來》倡導的「健康促進」理念，進一步提供讀者具體的行動策略，想要變得健康該怎麼做。

書中有關立行坐臥、上下樓梯等姿勢認知與動作模式的教學詳盡到位，內容相當實用，閱畢我受益良多，這是銀髮族保健脊椎的良方啊，誠如雲龍兄所言，扭轉劣勢，就能創造健康！

前衛生署署長
楊志良

鄭雲龍先生謙虛好學、博學多聞、是一位正面積極、能量飽滿的保健達人。他在書中強調的姿勢與動作，是重要的保健觀念，值得一讀。

國立陽明大學物理治療暨輔助科技學系副教授
王子娟

鄭雲龍是全世界用華文口語，把如何解決酸痛根本問題表達地最清晰，也能夠把脊椎健康概念解釋地最清楚的最佳保健專家！

知名作家／節目主持人

吳淡如

我是一名家醫科醫師，所以有很多場合或臨床工作需要講述健康知識，其中便發現不容易之處，在於「健康促進」是一種學習的過程，然後反覆練習是需要的。然而，針對身體感知、姿勢與動作控制，需要清楚與好用的指引，假設沒辦法現場指導，藉由書本的知識與圖片，除了做為入門建立觀念，也可以成為有初步概念者精益求精的工具書。

本書章節對於肌肉、筋膜、脊椎有易懂的論述外，對於平日重要的例行保養與勞動工作，能夠從中建立基礎概念；對於需要指導他人的服務指導員、醫事人員、或體適能從業人員，亦是不錯的教學參考。推薦給大家。

安民家庭醫學科診所院長

林安民

「你是唯一能為自己產出健康的那個人。你的健康，掌握在你自己手中。」鄭雲龍老師在新書《好姿勢，救自脊》中，道出了身體健康的關鍵因素。在這本書中，鄭老師從脊椎的角度來談身體健康，從立行坐臥的姿勢來談疾病成因，也用疾病取向和功能取向來談面對疾病時的心態。深入淺出的文字中包含許多重要觀念，而且有更多簡單易行的方式可以自我鍛鍊。我衷心推薦。

聯新國際醫院運動醫學中心主任
林頌凱

百分之七十以上的人都曾經有過肩頸不適，下背痛甚至膝蓋疼痛。由於手機的普及、工作時間長與坐姿生活型態的問題，姿勢不良導致的疼痛已經成為大家潛在的問題！

陽光般的微笑，燃燒自己的生命，不遺餘力推廣脊椎保健知識與運動，來幫助整個亞洲華人解除脊椎來的疼痛，這是雲龍老師深深烙印在我心中的英雄形象！

《好姿勢，救自脊》～這是雲龍老師集十年大成之作，也是一本提供關鍵知識與運用身體治本的寶書，只要稍稍轉念與動的模式，健康自己（脊）來！

我的身旁有許多優秀的物理治療師，人生許多黃金時間都在鑽研醫學，並具體實踐在患者身上，能處理的疑難雜症越來越多元，但整體而言服務人次卻可能沒增加。衛教是一門學問，能願意好好提供患者衛教很不容易，能言簡意賅並精準表達亦需長久練習，更別提還能為患者設定目標，苦口婆心且循循善誘。另一面遺憾的是，這些優秀的醫者，自己身體很可能也充滿許多症狀，獨自默默忍受著。

史塔克運動科學團隊執行長
周品皓

鄭雲龍老師的人生轉折，都與脊椎有關，於是他在這系列書籍，溫柔敦厚地履行著社會責任，嘗試把複雜的醫病關係，轉移成經紀的夥伴關係。書裡的例子很生動，指導的動作很清楚，想為民眾健康促進的心很強烈。誠如書裡建議，有了覺察才有改變，當我們把書闔上後，可否花一分鐘將自己的脊椎，好好覺察？

中華醫大調保系助理教授／系主任
傅士豪

一直到上了鄭老師的脊椎強背術研習班，我才驚覺自己日常生活中的立行坐臥，其實都在慢性傷害自己的脊椎和肌肉筋膜，更遺憾從小沒有人教我們如何正確的呼吸和走路。牙齒會咬合不正其實與姿勢不良及錯誤的口腔習慣互相牽連：口呼吸、抿嘴唇或錯誤的吞口水方式，都會影響臉型和牙齒的發育。

這是一本人體的使用說明書，時時覺察，自己就是自己最好的醫師。

魔法兔齒顎矯正牙醫診所院長
楊亦穎

我對老師最深刻的印象，是自從二〇一八年他邀請我去聽他的「搶救乾扁椎間盤」主題講座，聽完的感想只有：真是講得太好啦！堡醫師自覺再磨十年都無法講得像雲龍老師那麼平易近人、深入淺出、淺顯易懂！

醫療院所以醫療處置為主，反而在教導病人正確運動方面，只能用貧瘠來形容。民眾苦無正確知識、運動教學，就跑去找誇大效果的偏方，在醫師看來很是遺憾。

保健知識需要額外的一堂課來學習，在診間說個三、五分鐘是遠遠不夠的。有了運動教得這麼棒的老師，我可以大方的說：學運動，找雲龍。要治病，可找我。

原力復健科診所院長

侯鐘堡

疼痛科醫師擅長介入性疼痛治療，快速有效。不痛了以後，病人常常問我，可以撐多久？我的標準回答是：你決定。醫院裡所有給你的治療，包括吃藥、復健、打針、甚至開刀，全部都是治標。治本靠你自己，脊椎疼痛的原因來自長期姿勢不良、核心肌肉失能、動作模式不好，如果你沒有修正這些，那打針，通常撐不了太久，而且問題還會越來越嚴重，直到有一天，你只能靠開刀解決疼痛，甚至連開刀也無法解決。

我常常在診間推薦鄭老師的Youtube頻道，我也親自去上過鄭老師的脊椎強背術兩日班，他在視頻及課程裡強調的，正是我想跟病人說的。

「你自己，才是最好的醫師。」

門諾醫院疼痛科主治醫師

鐘英華

Chapter 1

疼惜脊椎，勢在人為

Chapter 2

立行坐臥，勢必如此

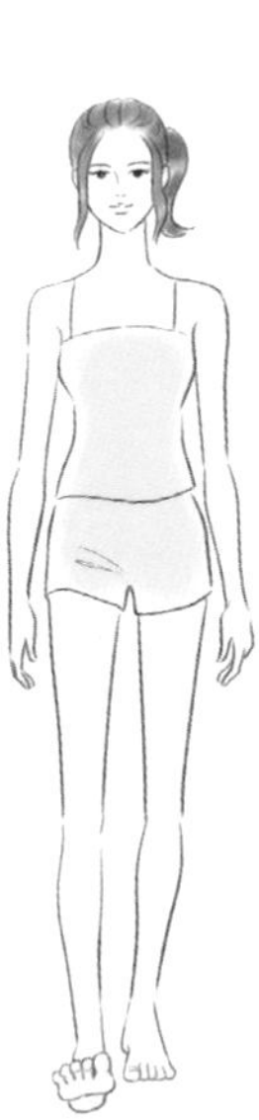

Chapter 3

扭轉劣勢 創造健康

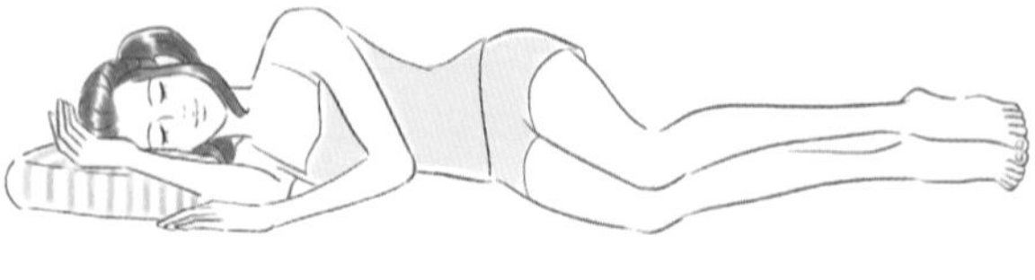

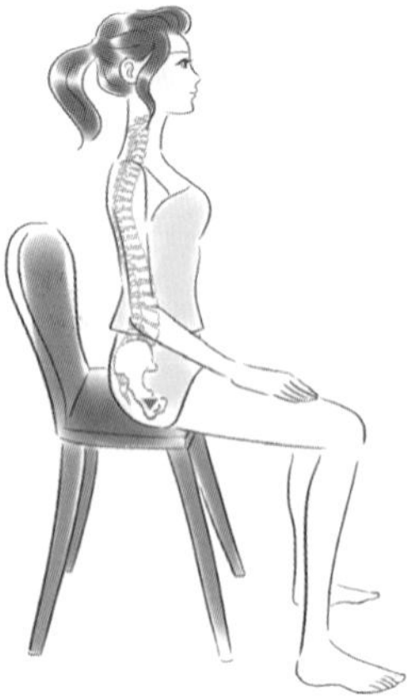

Chapter 1

疼惜脊椎，勢在人為

大家都知道脊椎對人體的重要，但很多人不知道，除了外力撞擊導致的脊椎受傷之外，脊椎大部分的毛病都是自己造成的。不良的生活習慣與不正確的動作模式，長時間折磨脊椎，久而久之就產生各種症狀，即使在醫療的協助下解除症狀，也只是一時的，只要生活型態沒有改變，症狀仍會反覆發作。

症狀既是不良習慣的累積，要徹底解決脊椎的問題，就必須面對自己製造出來的問題，改掉不對的生活模式，並重塑肌肉筋膜型態，讓身體穿上對的緊身衣，讓肌肉負起支撐脊椎的責任，並養成正確的姿勢，這是解決脊椎毛病的最小阻力之路，也是終極解決之道。

自己的脊椎自己救，疼惜脊椎，勢在人為，只要拿出恆心毅力，設定信念，付諸行動，必可心想「勢」成！

第一章

脊椎弧度決定你的生命曲線

上了年紀的人常常變矮了，也就是台語說的「老倒縮」，但人老了身高一定會縮水嗎？為什麼會縮水？其中一個很大原因是椎間盤變扁變薄了。

人體有二十三個椎間盤，一個人只要每個椎間盤少一公釐，就矮了兩、三公分！但失去這兩、三公分，不是身高矮了兩、三公分這麼簡單，它其實是身體發出警訊，提醒你脊椎有狀況了！

人類直立靠脊椎，但脊椎並不是直挺挺的像一根棍子，它是有曲線的，頸椎、胸椎、腰椎各有其彎曲的弧度。脊椎要健康，很重要的一件事是我們生活中立行坐臥所有姿勢，都要保持脊椎原本的生理曲線，才不會壓迫或磨損脊椎，造成椎間盤突出、脊椎滑脫等問題。

脊椎椎管內的脊髓，是人體最重要的中樞神經系統。人體有三十一對神經從脊椎分布到全身各處，每一對神經根影響不同的肢體部位，像頸椎神經與頭、頸及手臂功能關聯重大，腰椎的神經攸關臀部和雙腳的功能，當椎間盤變扁變薄或突出、長骨刺，就會壓擠神經根，造成症狀、酸麻、疼痛，這就是為什麼人體骨骼、肌肉、筋膜、神經的問題，幾乎都跟脊椎有關。很多人長期肩頸酸痛、腰酸背痛、膝蓋疼痛，癥結也都在脊椎。

從脊椎的曲線又稱「生命曲線」、「療癒曲線」這點看來，就可以知道擁有健康的脊椎是多麼重要。當任勞任怨的脊椎以各種症狀及疼痛提醒身體的主人：「拜託不要再折磨我，我已經過勞了」時，請正視脊椎的呼救。

姿勢異常會導致功能失常

我演講時常常告訴聽眾，一個人腰酸背痛的原因，其實台語六個字「姿勢壞，欠運動」就說完了，專業一點的用語是「姿勢異常」與「功能失常」。

什麼叫「姿勢異常」？就是生活中各種不良姿勢。什麼是「功能失常」？就是身體的肌肉、筋膜無法發揮功能。

一個人如果總是姿勢不良，比如站著就是挺肚駝背三七步、坐著就是歪著身體蹺二郎腿、看電視就是癱著坐、打電腦就是佝僂著腰抬頭下巴凸出……，用不對的方式使用身體，長期下來，肌肉、筋膜、關節功能失常，肩頸酸痛、腰酸背痛、膝蓋疼痛就一一上身了。

破解健康與酸痛的三大迷思

從事脊椎保健教學的經驗讓我發現，社會大眾對「健康」這件事，普遍有三個錯誤迷思。

迷思一 錯把身體當物體。

人體是有生命有心性有靈性的「mind body」，並非「physical body」，但很多人把自己的身體視

「姿勢異常→功能失常→病痛症狀」的惡性循環

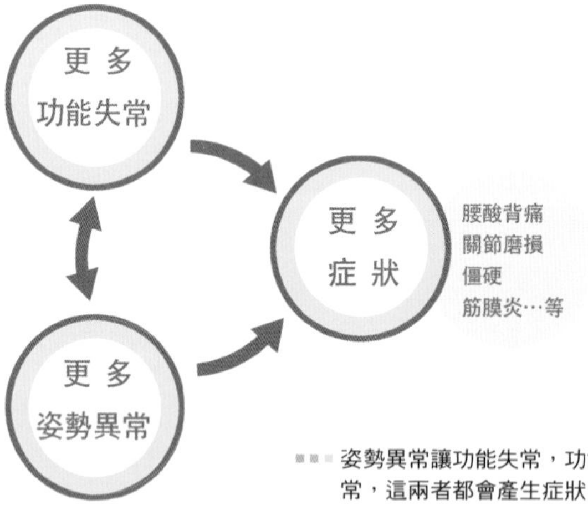

姿勢異常讓功能失常，功能失常引起更多姿勢異常，這兩者都會產生症狀，最終變成惡性循環，人們一直在處理症狀，症狀卻會反覆發作。

為手機、電腦般的用品，壞了就是送修，所以當身體有狀況時，就到醫院「進廠維修」。當你習慣只用醫療解決身體的症狀時，你就是在物化自己的身體，而且依賴他人來對待你的身體。

迷思二 錯把痛點當重點。

台灣醫療「俗擱大碗」，造成民眾高度依賴醫療，一旦疼痛出現，無論頭痛、牙痛、胃痛、肩頸酸痛，患者所有注意力都放在痛點上，一有疼痛就找醫師。但處理痛點就能根治症狀嗎？不能的！因為痛點並不是重點，處理疼痛真正的重點在於找出疼痛產生的原因。

既然功能失常是姿勢異常造成的，想讓脊椎、肌肉、筋膜、關節的功能恢復正常，必須從改掉壞姿勢做起。可是多數人卻只聚焦在處理症狀，而沒有去阻斷創造症狀的源頭，本末倒置了。

以肩頸酸痛來講，請大家做一個動作：豎起左手食指，然後右手食指按在左手食指指尖上，用力往後壓，此時左手食指連接手掌的地方是不是會痛？這個痛點的產生，是因為有外力壓著指尖所致。

肩頸酸痛就好比這個情況，當我們胸前肌肉短縮，肩頸背部就繃緊了，長時間下來就產生疼痛，但大家往往只處理出現疼痛的地方，卻沒有想到，放鬆胸前短縮的肌肉才能徹底消除疼痛。以剛才請大家做的壓手指動作來說，如果把被用力往後壓的左手指尖放開來，痛點自然就會消失。

迷思三 錯把「不痛」當健康。

當症狀被療癒、疼痛消失，大家就以為自己恢復健康了。但沒有症狀、無病無痛並不等於健康，因為痛點只是在醫療處置下暫時消失而已，只要你沒有從根本解決疼痛發生的原因，一段時間後它就會再度發作。

以上這三個錯誤的迷思，讓很多人認為身體同部位同症狀的毛病周而復始產生是「正常」的，並沒有進一步思考為什麼會如此，只在每一次症狀又發作時，趕緊求助醫療。就醫時，醫師當然是針對症狀給予治療，醫師跟患者的注意力都放在如何消除症狀，而忽略了姿勢異常跟功能失常這樣的惡性循環。

但我們不是因為有痛點才不健康，我們所有的症狀、不舒服、疼痛，都是因為不好的生活習慣及行為模式而產生，痛點只是呈現最終的結果。

醫療只能讓你解除症狀，無法讓你更健康

「早日康復」是大家探病時最常用的問候語，大家有沒有留意過，「康復」的意思是恢復健康，然而醫療的功能只是幫助生病的人消除疾病或症狀，是我們自己一廂情願的認為症狀消除就恢復健康了，但事實上大多數人在症狀消除後，仍然持續在生活中創造症狀，壞習慣沒有改掉，所以不但沒有恢復健康，身體還一天比一天更衰敗。例如閃到腰或椎間盤突出的人，被醫師治癒之後，若持續以不良姿勢過生活，他的腰只會更脆弱。

想要更健康無法只靠醫療，更必須靠自己努力，這就是為什麼我一直強調「疾病管理靠醫療，健康促進靠自己」，全依賴醫療，自己不願付出，所有的疼痛症狀將伴隨你到老，永遠沒有辦法更健康！

但台灣的醫療太方便太便宜，讓大家覺得「生病去看醫師就好了，學如何變得健康做什麼？」以致人們普遍只有處理症狀的需求，沒有創造健康的動力，結果就是台灣已經進入「活得長、活得久，但活不好、死不掉」的年代，生病的老人家平均臨終前臥床六、七年，拖著病體的當事人痛苦，照顧者也苦不堪言。

人體絕大多數肌肉、筋膜、骨骼、關節、神經的酸麻疼痛，都是功能不好造成的，而非病變，所以，請好好想一想：你的種種症狀，是真的生病了，還是只是功能不好？相信大多數人都心知肚明，自己其實只是功能不好罷了。

如果你認為自己生病了，你的思維就是「疾病取向」，你專注在特定症狀上，期待醫師提出明確的治療方案解決你的問題，讓你得以逃避症狀帶來的疼痛；如果你覺得自己只是功能不好，你就是用「功能取向」的思維面對問題，你會專注在如何恢復身體所有功能及如何讓功能更好，努力做到力所能及最好的部分，創造自己想要的健康。

上面這兩種處理方法的差異在於，「疾病取向」是「因為不懂，所以依賴（醫療）」，心態是消極怠惰的；「功能取向」則是「因為不懂，所以學習」，心態是積極進取的。

因此面對脊椎造成的各種毛病及症狀，你真正要做的絕對不是只有看醫師，身體疼痛不舒服時的確需要就醫，但除醫療之外，更重要的是你要改變你的生活型態，建立正確的動作認知，以及進行功能訓練，才能不只擁有健康，更能創造健康。

疾病管理≠健康促進，求醫不如求己

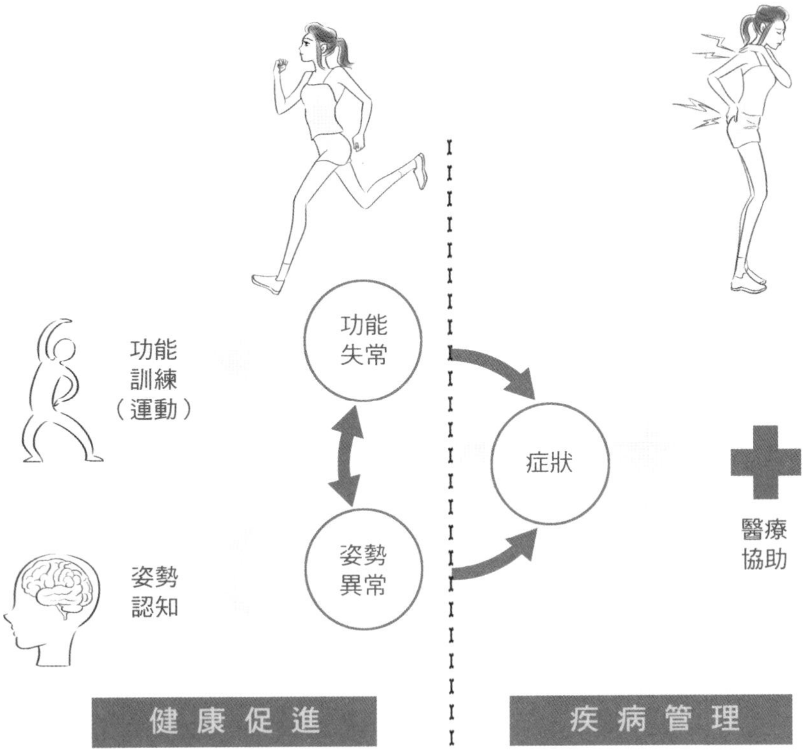

如果今天你的健康狀況走到了一個岔路口，岔路向左轉是「健康促進」，向右轉是「疾病管理」，你不是更健康，就是有更多的症狀，你會選擇往左走還是往右走？

脊椎毛病的終極解決之道

衷心建議大家，將「我想解決什麼問題」的思維轉換為截然不同的「我想創造什麼樣的結果」，不再頭痛醫頭腳痛醫腳，而是從源頭解決問題發生的原因，更積極創造健康的自己！

很多人弄不清楚「目的」與「目標」有何不同，我的解讀是，「目的」是「我為什麼而來」，「目標」則是「我要去什麼地方」。以脊椎毛病來說，解決各種不適的症狀是近程目的，創造健康的脊椎是遠程目標，有了目標，才能走得更遠，也就是當你變健康，症狀自然不見了！

請容我再提醒大家一次：我們去看醫師，是把注意力放在症狀上，拜託醫師趕快幫我們解除症狀，但醫療只能幫你解決症狀，不能幫你更健康，因為治療疾病消除疾病，都跟健康的產出無關聯。當你執著於處理症狀消除症狀，相信我，症狀永遠不會真正消除；但如果你把行動力轉移到追求健康創造健康，你會發現，所有困擾你的症狀跟疼痛都不見了，因為問題從根本解決了，原來的問題自然不再存在。

所以，腰酸背痛、脊椎毛病的終極解決之道是什麼？大家應該知道答案了。「終極」表示徹底解決，這條路不會是吃藥打針、不會是推拿、不會是整脊，而是你必須面對你自己創造出來的問題，改變生活中的不良結構與模式，因為除了你自己之外，沒有人可以真正的幫你，你必須長出自己的翅膀才能飛。

如何長出自己的翅膀？由於你的問題只是不健康，如果功能健康，症狀就會不見，所以我們要從建立正確的姿勢認知做起，同時進入功能訓練，以正確的動作控制改變你的肌筋膜型態、強化你的肌肉筋膜。

請記得，你是唯一能為自己產出健康的那個人，你的健康，掌握在你自己手中！

只有你，才能創造自己的健康

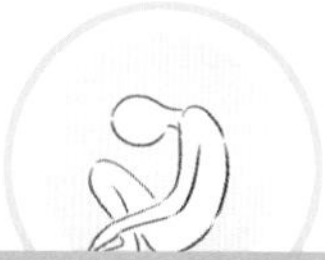

疾病取向

- 專注在特定的症狀上。
- 期待明確的治療方向。
- 讓醫生伸手進去解決問題。
- 積極地逃避症狀。
- 因為不懂，所以依賴。

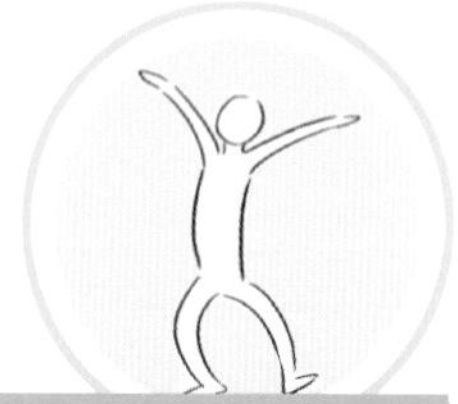

功能取向

- 專注在如何讓功能變好。
- 努力恢復所有的功能。
- 盡力做到最好。
- 積極創造想要的健康。
- 因為不懂，所以學習。

「疾病取向」是「因為不懂，所以依賴（醫療）」，心態是消極怠惰的；「功能取向」則是「因為不懂，所以學習」，心態是積極進取的。

第二章

別讓肌肉成為豬隊友

不少觀眾及讀者問我，看過網路上我的影片及我的著作《健康，自脊來》後，很想有所改變創造健康，並且立馬行動，照著我的教學影片做。但影片中我的動作他做起來很吃力，完全沒有辦法達到我示範的標準值，為什麼會這樣？

這是因為，你的身體由於長期不正確的生活模式，肌肉與筋膜的型態都不對了，你必須重塑肌肉筋膜的型態，肌肉才不會成為豬隊友，拖累你追求健康的步伐！

肌肉的重責大任

人類是負重時需要穩定、活動時需要靈活的動物，因此人體結構中就有了支撐身體及控制活動功能的脊椎。

人類脊椎由七節頸椎、十二節胸椎、五節腰椎，以及五塊薦椎、四塊尾椎組成，脊柱連同周圍的韌帶及肌肉，共同負責身體行走、站立等各種活動的主要支撐。其中肌肉提供平衡又有力量的支持，是最重要的角色。但長期姿勢錯誤，會讓肌肉變得短而緊縮或長而鬆弛，當人體需要肌肉支撐時，肌肉卻無法發揮功能，造成椎間盤軟骨受壓而變得乾扁，關節及韌帶功能失常，脊柱周圍的結締組織水分流失，因此整根脊柱變得僵硬沒有彈性。

一個人脊椎僵硬沒有柔軟度，背部會循環不良，對生活很明顯的影響就是睡眠。仰睡沒辦法睡久，只能側睡，起床後還常常會覺得筋骨僵硬，於是去按摩店指壓、按摩，甚至踩背，但不管用什麼方式放鬆，背部還是僵硬，這是因為，脊椎關節已經失去活動的能力。

一塊脊椎骨有六個關節面，整根脊椎骨共有上百個關節面，當關節不能活動，肌肉就無法伸展跟收縮，整根脊椎骨硬邦邦，有人連仰躺抱著膝蓋滾背的動作都沒辦法做。很多人膝蓋退化、老化，年紀不大就罹患退化性關節炎，也是因為肌肉無力負起責任，膝蓋關節沒有肌肉保護，特別容易磨損。

肌肉無力往往是姿勢不良、缺乏運動造成的，原本該出力的肌肉放長假，久

看看脊椎如何支撐你的身體

頸椎7節

支撐頭部，並讓頭部可以上下左右轉動，是活動度與彎曲度最大的脊柱。

胸椎12節

與肋骨連結，保護胸腔內器官，是最穩定的脊柱。

腰椎5節

承受人體大部分重量，穩定性也較差，因而容易產生各種症狀。

薦椎5節

呈三角形，連接脊柱與骨盆。

尾椎4節

在脊椎的末端，功能性不高。

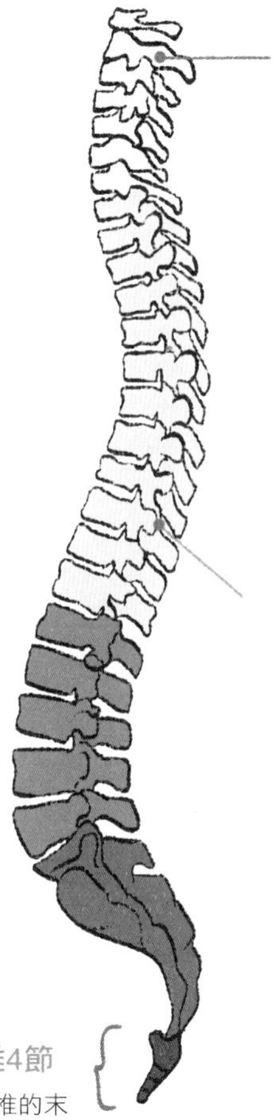

脊柱

共 33 塊脊椎骨組成，具有支持軀幹、保護內臟、保護脊髓和進行運動的功能。健康的脊柱擁有兩個S形的自然曲線。

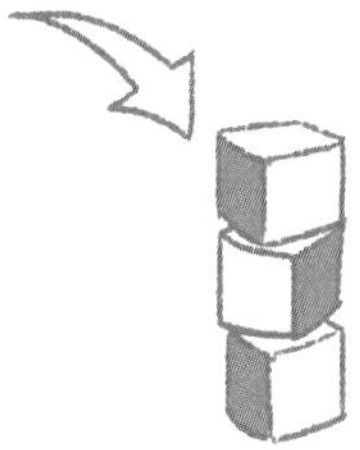

椎間盤

一節節脊椎骨與脊椎骨中間的盤狀軟骨，由軟骨板、纖維環及髓核組成，充滿水份、柔軟有彈性。

除了提供脊椎對抗人體一般活動的重力，也在劇烈活動時吸收震盪保護脊髓。

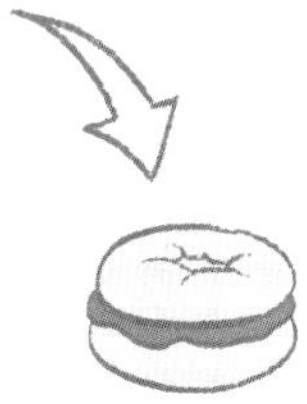

而久之就會肌肉無力了。想讓肌肉有力量，除了利用運動訓練讓肌肉具有功能外，建立良好動作控制、正確啟動肌肉更重要。然而，在正確啟動肌肉前，你必須先把肌肉筋膜重建回具有正確的張力與彈性，否則也是徒勞無功。

筋膜塑型，讓身體穿對緊身衣

筋膜是包繞在肌肉外面的薄膜，筋膜形塑了肌肉的型態，而筋膜型態又是被姿勢形塑出來，所以一個人長期姿勢不對，筋膜型態就不對。

人體會產生腰酸背痛、肩頸酸痛、筋膜炎……一堆問題，就是筋膜已經被你習以為常的壞姿勢弄得不健康，就像穿了一件張力不均的緊身衣在身上，箝制了身體的動作，讓你的動作模式總是朝向錯誤的方向。解決之道就是透過運動訓練，以及用正確的姿勢重新形塑筋膜型態。

張力就像摩托車停紅綠燈時的怠速（內燃機保持最低運轉速度的狀態），怠速太強浪費油，太低車子會熄火，所以人體肌肉筋膜的張力必須恰到其分，才能支撐脊椎維持原有的生理曲線。

筋膜塑型也可以用武術的站樁來理解。「樁」是靜止不動的姿勢，站樁是學習武術的基本功，站樁有馬步樁、弓步樁、伏虎樁，無論哪一種樁都要站很久。我剛拜師習武時每天都要站樁，那時我不了解為什麼要長時間維持一個動作不動，問師父，師父只說：「你站就對了。」

後來我才理解，原來有站樁的跟沒有站樁的人，身體在力學上的結構完全不一樣。站樁時，肌肉筋膜會對應站樁的姿勢延展，調整出適合的彈性與張力，為習武人塑造練武需要的筋膜型態，站樁恰是符合脊椎力學的好姿勢。習武的人透過站樁練功，站有站相、坐有坐相，肌肉筋膜都處於「對」的型態，無論防禦或攻擊，動作都會非常到位。

習武的人站樁，其實我們一般人平常也有練樁，練什麼樁呢？以上班族而言，打電腦久坐不動的姿勢就是他練的樁。在這種長期姿勢不良的狀態下，形塑出來的筋膜絕對會失去彈性，然後連累到肌肉及關節，再牽連到我們的頸椎、椎間盤。

在武術領域，一個人有沒有練功、練得紮不紮實，他只要一請拳，同為習武人的我一眼就看得出來。推動健康促進後，我更是聽一個人描述他的症狀，就可以推斷出他平日練的是駝背樁、蹺腳樁，還是三七步樁，無論是哪一種，統統是不對的，都必須砍掉重練。

想讓筋膜不僵硬，第一請養成運動習慣，強背運動就是很好的重塑筋膜運動，第二就是在日常生活中無論是靜止的坐姿站姿，或是動態的彎身做事或走路，都必須保持正確的姿勢。

筋膜塑型需要時間，改掉舊有壞習慣不是那麼容易，尤其姿勢長期不正確的人，肌肉已經習慣在不對的狀態，當你需要肌肉支撐脊椎時，肌肉會慣性的回到不對的型態，所以當你要用正確的姿勢讓身體回到對的排列姿勢時，一開始會很不適應。習慣駝背的人挺直身體時，會覺得有一股力道在拉扯身體，讓你很不舒服，很想回到讓你舒服的駝背姿勢；有蹺二郎腿習慣的人也一樣，要你坐下來後不蹺腳，簡直讓你抓心撓肺的難受，不知如何「落腳」。

從不對的型態回復到正確的型態，短則三個月，慢則要半年以上，跟你行立坐臥的姿勢錯誤了多久有關，請忍耐、請堅持，務必時時覺察、貫徹到底，否則前功盡棄，太可惜了。

如何知道自己的筋膜型態正確？要靠「呼吸」來覺察！

做任何姿勢，都不能破壞身體的內在結構

掃瞄看影片

很多人看我的影片，都知道我很強調「隨時覺察自己的呼吸」，因為「好呼吸才是好姿勢」。這個原理是，保護心肺的肋骨應該要隨著呼吸可以自由開展，但姿勢不良會壓抑肋骨活動，壓抑橫隔膜升降，呼吸會因而變得短淺。姿勢正確，橫隔膜才能升降自如，肋骨也才能開合自如，讓人輕鬆順暢呼吸。所以要知道自己的姿勢是否正確，就用呼吸來判斷。

「好呼吸等於好姿勢」還可以用另一個簡單易懂的例子來加以說明，就是「電梯理論」。

用建築物來比喻。蓋大樓結構很重要，所以需要大樑支撐，周圍再搭配橫樑及較小的樑柱，這些縱向和橫向的樑是構成大樓的結構。大樓內的電梯井是電梯垂直移動的空間及通道，讓電梯可以順暢上下移動。但如果大樓樑柱因為天災人禍歪斜，改變了電梯井的結構，電梯就無法順暢上下。

套用到人體結構，在各種立行坐臥的姿勢下，脊椎猶如建築物中間的大樑，電梯井就像是橫隔膜的通道，電梯代表橫隔膜。當你姿勢歪斜、扭曲，電梯井

（通道）失去原有的結構而歪斜，電梯（橫隔膜）就無法順暢移動，於是你的呼吸就會變悶。

再回到蓋大樓這件事。建築物內在的主體結構不能被破壞，建物才能穩固安全，人體亦然，人體結構能否穩定，關鍵在脊椎及骨盆排列是否穩定，也就是我們時時都要讓脊椎保持原本的生理曲線。

電梯理論是說明錯誤姿勢會影響橫隔膜升降，進而影響呼吸，因此可以透過覺察呼吸的順暢程度，來覺察自己姿勢是否正確。人體筋膜的張力只要失去平衡，也會讓呼吸不順暢，例如稍微聳肩呼吸就變悶了，你也可以驗證看看。

另外一個很重要的觀念，是人體任何姿勢都必須有「形不破體」的觀念。「形不破體」的「形」是指外在的姿勢，「體」是指人體內骨骼與肌肉筋膜之間張力與拉力的平衡，尤其是從脊椎到骨盆的核心骨架結構，「形不破體」的意思，就是外在的姿勢不能破壞內在結構的平衡。

來看人體骨骼模型，撇開頭顱和四肢不看，從頸椎、胸椎到腰椎的脊椎骨，以及肩胛骨、骨盆，就構成「形不破體」的「體」。人體外在的姿勢，無論站姿、坐姿，都跟內在結構息息相關，啟動覺察，你會發現，原來日常生活中你習慣性彎腰駝背、半躺半坐、翹腳這些姿勢，都是「形已破體」，讓內在結構歪斜，雖然「爽到筋」，但「艱苦到骨頭」。

所以「形不破體」與脊椎健康攸關重大，這句話不是我說的，而是出自武術大師王薌齋之口。我從小學習武術，武術前輩的名言一向是我練武的指標，第一次看到這句話時，我非常震撼，有如醍醐灌頂。

武術有很多肢體動作，例如金雞獨立、白鶴亮翅等姿勢，無論怎麼動，身體內在的結構都必須穩定，尤其脊椎的生理曲線不能被改變跟影響，也就是任何動作都是透過四肢做變化，但是頸椎、肩胛、腰椎、骨盆等都維持穩定的架構，呼吸也非常順暢。

「筋膜塑型」告訴大家好姿勢的重要性，「形不破體」則說明為什麼要保持脊椎原有的生理曲線。當筋膜回到正確型態、穿對了緊身衣，維持好姿勢就不難。而外在姿勢的支撐與內在結構的穩定能夠整合，做到「形不破體」，脊椎不受壓迫，也就不會有腰酸背痛的傷害。如果你的脊椎已經狀況頻仍，你更要透過運動及正確姿勢讓豬隊友變成神隊友，因為脆弱的脊椎更需要強健的肌肉筋膜支撐及保護，只要努力不懈，你一定能為自己的健康打開更多可能性。

第三章

脊椎毛病可以不開刀嗎？

常有學員問我：「老師，我椎間盤突出，醫師說要開刀，怎麼辦？可不可以不動手術？」「老師，醫師說我脊椎滑脫，一定要開刀，否則會更嚴重，這是真的嗎？」每次遇到這一類問題，我總要小心回答，深怕學員錯失手術最佳時機，但又怕學員接受不必要的手術。

不開刀真的會導致病情惡化？

我一直認為，絕大多數醫師是愛護病患的，通常醫師建議患者開刀，是透過醫療儀器掃瞄發現脊椎結構發生改變，例如椎間盤突出、脊椎滑脫、椎管狹窄、椎間盤退變（變扁變薄，俗稱「老倒縮」）、骨緣增生（俗稱骨刺）等，也就是脊椎結構異常。依醫師的經驗，病患不願開刀一再拖延的結果，就是病情惡化更難處理，還不如及早手術治療。

但病情惡化真的是因為不開刀嗎？其實不是的，下面三個情況才是患者病情更糟的主因：

一、病患拒絕手術後轉而嘗試各種療法，或繼續尋訪名醫名師，期待將診斷結果扭轉為「不開刀」。事實上，再厲害的醫療都跟「健康產出」無關，但患者並沒有意識到「阻斷創造症狀的錯誤習性」才是重點，也沒有創造健康的具體作為，脊椎毛病當然只會更糟而不會好轉。

二、肌肉筋膜用進廢退，可塑性高，每個人都有創造健康的潛力，透過學習與訓練可以養成良好動作模式，矯正結構異常的脊椎。然而醫療在健保現行論件計酬的體制下，只能專注症狀治療，難以做好教育民眾的工作。

三、病患期待明確的診斷與治療計畫，導致科技愈進步，醫界愈發展出一種機械化的僵硬思考模式，比如頸椎痛或腰痛一定源自因為意外或退化造成的脊椎結構改變，透過核磁共振等顯影技術，更強化醫師的觀點。

但人的脊椎本來就會隨時間正常磨損，磨損嚴重就會產生疼痛與症狀。顯影技術能讓醫病雙方清楚看到脊椎結構異常的事實，但缺乏與多數脊椎結構也異常、但沒有疼痛的「正常人」比對，可能導致醫師過度解釋檢查結果，忽略脊椎力學上功能失常的問題，讓病患接受了不必要的手術。

上述三點也是脊椎毛病診治上的盲點，造成社會大眾普遍認為只有手術才能解決疼痛，因此將手術這種不得已的最後手段，拿到前面讓患者優先考量。

脊椎毛病開刀與否，我的立場始終是：開刀永遠都應該只是最終手段，而不是首要治療方式，至於要不要開刀，先做功課再決定。

什麼情況應該開刀？

脊椎開刀，是用螺栓、釘子或摘除等方式處理脊椎結構異常的問題。然而，結構異常有程度之別，並不是異常就一定要開刀，前中期可以先不動手術，但如果檢查結果顯示脊椎結構已經惡化到不可逆的程度，患者除了疼痛嚴重，還可能因運動神經受損影響行走，甚至跛行、肌肉萎縮，此時就需要慎重考慮開刀。如果已經損害到腰椎第二節到尾椎的馬尾神經，無法控制大小便、尿失禁、性功能失常，則即使已經是半夜，都要趕快去醫院安排開刀，因為有可能神經受損太嚴重就回不來了。

所以開刀與否，主要要看疼痛程度及神經受損的嚴重性。當醫師建議開刀時，請先問清楚自己症狀嚴重的程度，跟醫師詢問開刀的急迫性或尋求第二醫師的意見，再決定後續處置方式。通常如果馬尾神經沒有受損，肌肉沒有萎縮，尚未影響運動功能等，不需緊急開刀。

一旦確認必須開刀，患者必須認知：接受手術不代表一勞永逸可以解決脊椎毛病，很多開過刀的患者反而成為慢性背痛族群的一員，成為復健科常客。為什麼會這樣？因為開刀讓患者忽略了真正導致疼痛的原因是脊椎功能失常，而功能失常的問題並不是手術能解決的。生活型態等於健康狀態，如果病患術後還是維持原有的生活型態，脊椎毛

鄭老師的好姿勢小學堂

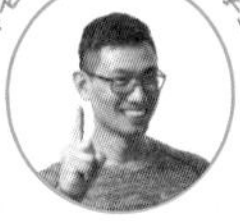

「馬尾神經」在哪裡？

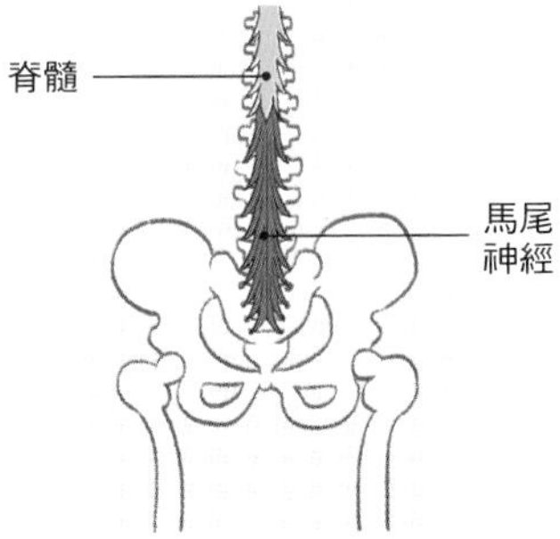

腰椎在第二節以下是沒有脊髓的，只有一條條的神經根，狀似「馬尾」的脊椎神經根叢，一旦此部位的神經根叢受壓而出現大小便失禁、下肢無力等症狀，就叫做「馬尾症候群」。

其成因通常是因腰椎椎間盤突出壓迫馬尾神經叢造成，其他原因還包括彎腰提取重物、外傷、腫瘤及開刀造成的後遺症等。

病還是會反覆發作。

我接下來這幾句話是對所有脊椎結構已經出現異常的病患說的，不管你是前期、中期還是後期：「就脊椎的毛病來說，開刀與否不是關鍵，關鍵在於你知不知道你自己才是造成脊椎退變的『元凶』；就算要開刀，開刀也並不可怕，可怕的是你不學習、不改變、不主動創造健康，只想依賴他人之手解決自己製造出來的問題！」

許多需要動手術的脊椎結構問題，都是從椎間盤磨損開始的，接著就帶大家認識脊椎及椎間盤，並了解椎間盤是怎麼壞掉的，這將有助於判斷要不要開刀，也才能量身打造自己的脊椎康復計畫。

脊椎出毛病，始於椎間盤磨損

在上一章，我們提到脊椎的結構。一節一節的脊椎骨靠椎間盤連接，椎間盤充滿水份、柔軟有彈性，是脊椎最重要的結構，除了提供脊椎對抗人體一般活動的重力，也在我們從事劇烈活動時保護脊髓，就像車輛避震器的功能，當我們快走、跑步、跳躍，就是靠充滿水份的椎間盤緩衝，吸收人體跑跑跳跳時產生的衝力。

但不當使用脊椎，將造成椎間盤磨損，又稱為「椎間盤退變」，這時椎間盤就會從充滿水分如QQ果凍，退行性變化成乾乾扁扁如干貝。

造成椎間盤磨損有三個成因：

原因一　在錯誤的動作模式下，反覆擠壓椎間盤。

要改變這種錯誤的行為模式，必須靠動作認知及骨盆平衡訓練，在本書第三部我會仔細教大家如何在生活中正確運用髖關節，這裡先講概念：當我們的前彎以髖關節為轉軸時，椎間盤是安全的，因為這個時候腰椎的曲線並沒有被改變；但是當你前彎是用腰椎為轉軸往前壓時，就會壓迫到椎間盤。

這裡說明一下，雖然新的醫學知識及筋膜研究顯示，腰是可以彎的，但前提是「經過特別的訓練讓腰背筋膜富有彈性」，沒有練過的人請勿嘗試，否則當你反覆彎腰再直起身體，不管是拖地、搬重物，壓力都由腰椎承受，統統是不對的動作模式。勞動階層由於常需要彎腰搬重物，但彎腰方式不正確，因而常有椎間盤突出的問題，就算沒有突出，椎間盤也會很快磨損。

原因二 椎間盤長時間受壓迫或受力不平均。

看到這兒，坐辦公桌的上班族可能有個疑問：我坐在桌前打電腦，沒有反覆彎腰搬重物，為什麼也會椎間盤突出或磨損？或者有人連電腦都沒打，就是宅在家裡，懶懶的靠在沙發上或把腳放在茶几上看電視，為什麼椎間盤也會有問題呢？

這就是椎間盤磨損的第二個原因：在不對的脊椎排列曲線上，以固定的靜態姿勢壓迫椎間盤。比如駝背就是一個讓脊椎承受很大壓力的靜止動作，將原本腰椎前彎的曲線反方向壓成腰椎後凸，椎體往前擠，椎間盤只好往後突出。

另外，當椎間盤受力不平衡，比如坐著翹腳、半躺半靠在沙發及床上等姿勢，會讓骨盆後傾，重量完全壓在腰椎四、五節上，維持這個姿勢看電視一看兩小時，這種不平均的壓力就會讓椎間盤變扁

鄭老師的好姿勢小學堂

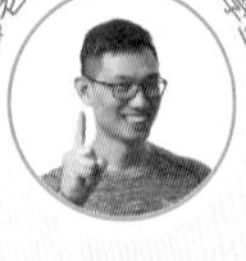

讓椎間盤「伸呼吸」

脊柱一定要多活動，尤其是向後伸展。以腰椎而言，往前彎叫做「屈」，往後仰叫做「伸」，什麼叫伸展？就是在最延伸的狀態下，再去做微微的後伸。

伸展為什麼重要？因為椎間盤本身沒有血管供應養分，它必須靠伸展跟活動，才能經由滲透壓的作用，讓氧氣與養分進去。長期缺乏氧氣及養分，椎間盤不健康了，加上壞姿勢不斷折騰，椎間盤不磨損才怪。

變薄。

當你正確打直身體延伸脊椎時，雖然椎盤也承受壓力，但這樣的壓力是椎間盤可以接受的，因為只要很平均的承受壓力，椎間盤非常耐重及受壓。

原因三 脊椎欠缺活動。

第三個造成椎間盤磨損的原因是脊椎缺乏足夠活動，就是你都沒有動，脊椎就固定在那裡，像插在花瓶裡的花，固定在一個角度動都不動。

把握黃金時間，創造脊椎生機

總而言之，你的脊椎會結構異常，肇因於你沒有好好對待你的椎間盤，因此改變生活型態是當務之急。如果你的症狀還沒到非開刀不可的地步，我誠心建議，透過自身努力，打開可能性，給脊椎一個不開刀還能好轉的機會！

從醫師診斷告訴你需要手術開始算起，你至少有兩、三個月的黃金時間來確認是否真的需要開刀，這也是唯一的機會，如果你有心有意願為椎間盤做一些事，請把握良機，用「最小阻力之路」的思維，把「我需要解決脊椎疼痛的症狀」轉化為更積極的「我想要創造健康的脊椎」。

脊椎結構的異常肇因不良生活習慣與缺乏運動，你的首要之務就是改掉不好的生活習慣，除了立行坐臥養成好姿勢，還要施予功能訓練，讓功能失常的背部肌肉恢復功能，有力量支撐脊椎。最基本的運動就是我上一本著作《健康，自脊來》中所教的強背運動，切記練習時循序漸進、動作溫和。

此外，姿勢認知、動作控制、養成運動習慣等，都是你在黃金時間內的必修學分，而且成績不能低空掠過，必須拿下高分；你還必須改造生活環境，善用人體工學用品，布置出適合的居家環境及工作場域（人體工學用品介紹請見第一九六頁的附錄1）。

如果你非常努力，但三個月後症狀還是沒有改善，或愈來愈嚴重，表示你脊椎結構異常的問題相當嚴重，這時候千萬不要再拖延，一定要考慮動手術去了。但只要按照本書的教學，不必開刀就恢復健康的比例佔大多數，因為當脊椎愈來愈健康，症狀自然遠離，可別小看脊椎的自癒能力。

擺脫背痛夢魘最好的方法，就是拿出行動力，照顧好脊椎的健康，你會發現自己愈來愈進步，能夠戰勝腰酸背痛！

第四章

自己的脊椎自己救

我一個朋友，因為長期肩頸腰背酸痛就醫，醫師安排她做多項檢查後，拿出人體脊椎圖，按照脊椎的排列在旁邊寫下檢查結果，她的頸椎有歪斜、長骨刺、塌陷等問題，胸椎有旋轉脫位的情況，腰椎椎間盤突出，膝關節遭壓迫，腳踝塌陷……。醫師建議，頸椎、胸椎、膝關節以注射PRP（血小板濃縮液）來治療，腰椎最好置換人工關節，腳踝進行穴位注射治療。

五十多歲的她，當場痛哭失聲，後來跟我通電話也邊講邊哭，她覺得她的身體「整組壞掉」，人生就要毀了，而全部治療下來，費用估計要四十三萬元。兒子看媽媽這麼傷心，安慰媽媽說，沒關係，他來付醫療費用，可是兒子一年工作所得差不多就四十萬元上下，自己生病還拖累兒子，她更沮喪了。

她把醫師寫得滿滿的脊椎圖及檢查X光片傳給我，看過後我啼笑皆非，她的頸椎的確有點歪，但排列還是有弧度，腰椎也是有點歪而已，椎間盤間隙都還有。

她脊椎的問題其實是中年族群普遍存在的問題，都是姿勢不良造成的，只是嚴重性因人而異，只要願意改掉壞姿勢，就可以改善很多，也沒有到非開刀不可的地步。

我的話振奮了她。她報名上我的脊椎強背術課程，驚喜發現症狀改善了，而在經過「有做有效，沒做又痛」三天打漁兩天曬網的歷程後，她體會到必須持之以恆重塑筋膜型態，才能讓脊椎健康起來。

只要每天投資15分鐘，就不用花43萬治病

隨著老化，脊椎退變無法避免，尤其脊椎引發的各種毛病難以根治，只要動作模式錯誤，症狀就會反覆發作。每個人終其一生，都要面對脊椎退變的問題，只是程度不同，但我們總可以做一些事，延緩並改善脊椎的退變。

可惜很多人都卡在「有了症狀，不治療怎麼會好」的思維，認為「當症狀被治療痊癒，就能重獲健康」，患者普遍不相信症狀可以靠自身努力獲得改善。我

這個朋友如果不是願意為健康找機會，她就得以四十三萬元的代價去治療脊椎的毛病。但我們週遭，願意花大把時間跟大筆金錢去處理身體痛點的大有人在，當疼痛難忍時，即使花費高昂，多數人還是會咬牙支付。

這就是我很不解的事情：很多人甘願被疾病「恐嚇威脅」，為治療症狀付出高昂的代價，卻不願為健康找機會！以脊椎保健來說，只要每天花十五到二十分鐘做強背運動，就可以擁有健康的脊椎跟椎間盤，是報酬率很高的投資。

我誠心建議大家，啟動覺察能力，在我們活著的每個當下，運用覺察及感知能力改變行為模式，竭盡所能做到你能做到的最好地步，讓身體感受健康、享受健康！

啟動覺察力，讓身體動起來

為什麼需要「啟動覺察」？因為覺察是健康促進的關鍵，沒有覺察，你不會了解改變行為模式的重要。

我們之前提過，「健康促進」跟「疾病管理」的觀念，而這兩者最大的差別，就是疾病管理是你在疼痛或不舒服刺激下的「刺激→反應」機制，是一種不得不去接受治療的行為；健康促進則是你用意識照見自己，然後調整改善，正面積極的活出最佳狀態。

「覺察」的相反詞是「自動化」，你知道你生活當中有多少自動化的思維及行為嗎？想一想，當你在電腦桌前坐下時，你是不是想都不必想，下意識就打開電腦工作，可是你不知道，你在電腦前自動化做出的駝背打鍵盤、抬頭看螢幕的動作，就是讓你產生症狀跟疼痛的源頭。

有覺察才有區隔，有區隔才有選擇，有選擇才有改變，所以覺察是改變的起點。比如小朋友習慣駝背，爸爸媽媽提醒後他會站直，但沒一會兒，又回到駝背的自動化狀態，如此一再反覆。小孩無法持續良好的姿勢，是因為他的改變來自爸媽的要求，而不是他覺察後自發改變。當孩子沒有透過覺察來區隔「站好」跟「駝背」有什麼不同，包括呼吸順暢度不一樣、情緒的感受也不一樣，他會覺得駝背跟站直沒有差別，既然沒差別，幹嘛一直站好，很累的。

所以這兩者的差別在於：「覺察」是一個人當下看到了自己的狀態，是內在的聲音；「自動化行為」則是一個人外在的固有模式，所以健康促進需要覺察，否則你不會主動去改變。

覺察不但是一輩子的功課，也需要增加知識的學習，在健康促進的領域裡，學習跟上課都是必要的。如同我們必須留意吃進肚子裡的每一口食物是否對身體有幫助，學習則是精神糧食，讓我們的思維、意念更為清晰，時時提醒自己要有正確的姿勢。

覺察的三個面向

第一：覺察自己的情緒

這是情緒管理的基礎，
意即你能不能覺察
自己的情緒。

第二：覺察自己的身體

知錯才能改正。
例如，有人知道深呼吸對身體有好處，
但卻沒發現自己深呼吸的方式錯誤，
像是正確的深呼吸不會讓肩膀明顯起伏。
又或者有人下班後發現自己肩膀緊繃，
這表示上班時他的肩膀是處於僵硬狀態。

第三：覺察自己的思想與行為、信念與價值觀

比如進食前覺察吃的東西與進食時間是否適當。
一個信誓旦旦說要減重的人，
卻沒有去覺察他每晚吃宵夜是壞習慣，
滿足了口腹之慾，但減重卻註定永遠失敗。

設定信念，就能心想「勢」成

那麼，該如何開啟覺察能力？以下幾點是我誠心的建議。

一、請誠實去感受，並且正視自己的感受，而非一味否認或漠視，認為無關緊要。比如你發現你吃了某種食物後胃食道逆流，如果你的處理方式只是吃藥緩解不舒服的感覺，你就是忽略自己的感受，也忽視身體發出的訊號。情緒也是一樣的道理，當你發現與同事的談話讓你不愉快，你是會去探究不愉快的感覺來自談話的內容或同事的態度，還是什麼都不想就讓這件事情過去？知道問題在哪裡卻不解決，就是虧待自己。

二、全然接受自己當下的狀態，不要帶著自我批判，也就是說，感知並接受那個當下最真實的你，才能面對問題的存在。

三、要有意識的去感知你的身體、你的情緒跟你的思維，像是：我的身體怎麼了？我的身體要告訴我什麼？末稍循環是不是變差了？為什麼手腳冰冷了？我現在為何這麼緊張？我心跳變快了……。

四、設定信念，對自己承諾：「在生命的每個階段，我都要持之以恆覺察及修鍊。」

那麼，又要如何提升自我覺察能力？

以我自己為例，在訂下「持之以恆覺察及修鍊」的目標後，我用睡前靜坐、晨起運動，以及學習放鬆，來提升自己的敏感度及覺察力。

靜坐是我選擇的方式，但不是唯一的方式，大家可以選擇自己喜歡及適合的，站樁也是一種方法，總之，只要能幫助自己身心合一，讓身心寧靜下來都可以。至於運動，也是看個人喜好，最好是關照到意識的身心運動，如瑜珈、彼拉提斯，甚至太極拳都可以。除了靜坐或站樁，倒立伸展、筋膜放鬆等也都是我很享受的睡前放鬆儀式。

當你學會覺察自己的身體（包括你每一個姿勢是不是符合人體工學，是不是身體想要的），也學會覺察自己的情緒時，恭喜你，你已經走上健康促進的路，而不是自動化地度過人生的每分每秒，然後渾然不覺的走向疾病跟疼痛。

覺察只是開端，更重要的是行動力。學習知識與技能必須系統化，光在網路看影片或看書是不足的。常常有人問：「鄭老師，Youtube上有很多你的影片，你也出了書，我還需要去上你的課嗎？」

當然需要，而且非常需要！因為知識的價值在於理解之後產生的行動，我的課程有很多無價的體驗，能讓學員有執行的意願與能力。很多學員說，上課前他認真研究Youtube上面我的影片跟我的書，但上課後發現，實際上課跟看影片看書完全不同，無論是骨盆、肩胛的動作控制或強背運動很多細節，沒有上課是無法精準掌握的。

脊椎的毛病，必須靠好姿勢搶救，希望大家在健康促進的領域上，有更多的覺察、覺悟，以及行動力。掌握健康主導權，就能心想「勢」成！接下來，就讓我們從立行坐臥的基本功學起，為好姿勢奠定好基礎。

〔學員心得分享〕

01

把握黃金期，從不良於行到日走萬步

劉美珠，五十四歲
二〇一六年台北上課
脊椎強背術二日班及一對一課程學員

二〇一五年初，我腰椎疼痛、右腳無法走路，就醫檢查後是脊椎嚴重擠壓滑脫，椎間盤退化如高齡老人，醫師說必須開刀，否則不出幾年就得坐輪椅。那時我剛滿五十歲，我不想開刀，之後有將近一年的時間，我輾轉於不同醫院不同醫師，結論都是我別無選擇，只能開刀。

怎麼辦？這時我在YOUTUBE看到雲龍老師演講的影片，我覺得必須試試看，所以報名二日班，從台中到台北上課。老師讓我明瞭，原來脊椎問題是日積月累來的，我的腰椎會擠壓滑脫，原因是我日常生活姿勢不對，生活型態也有很多需要徹底改變的不良習慣。對於我的病情可不可能改善，老師說，我右膝疼痛無法走路，是因椎間盤擠壓滑脫壓迫神經所致，算是非常嚴重，先努力兩個月看看，如果沒改善，還是得讓醫師以開刀方式幫我了。

與其讓醫師主宰你，不如靠自己努力救自己，運動跟開刀，我當然選運動！我努力做強背運動及伸展運動，經過一些時間，效果顯著，我的腰痛逐漸減輕了，我也認真練習老師教的走路方式，用三個月時間，學會如何正確行走。

老師的脊椎保健課程對我太有幫助了，我又安排上一對一課程，雲龍老師及老師愛妻Vivian老師針對我當時的身體條件訂定教學課程。我每星期北上上課，老師交代的每日功課我做好做滿，恆心加毅力，我從原本走路五分鐘就步履蹣跚，恢復到可以行走如常，再進階到每天能輕鬆走一萬步。

朋友知道我脊椎滑脫不必開刀，問我怎麼好的，我告訴他們，脊椎滑脫不可能好，我受傷的脊椎已經沒辦法回到正常的樣子，但我把我的肌肉練到有力量，除了老師教的強背運動外，我還在台中找健身房，練肌力及肌耐力，加上姿勢正確，用身體核心的力量撐住了脊椎。另外，確實改變心態及生活習慣很重要，而且不是只有運動時姿勢正確，而是要真切的落實在日常生活中。

現在我持續在健身房上重訓課程。我有很明確的人生規劃，在未來的歲月裡，我會更強化自己身體的動能，以「健康到老，無病善終」為目標。

02

戰勝醫師預言：「總有一天等到你」

陳佳慧，六十九歲
二〇一七年台中上課
脊椎強背術二日班學員

十多年前，我檢查出頸椎椎間盤突出，醫師要我開刀，我害怕，寧願忍痛做復健，撐一天是一天，即使後來脖子開始麻，麻到沒辦法睡覺，我還是不願意開刀。前幾年痛到無法忍受，我想那就開刀吧，但我還是克服不了心中的恐懼，前後跟三家醫院三位醫師約定開刀後又取消，反反覆覆讓醫師哭笑不得，其中一位醫師說，總有一天他會等到我去找他開刀。

十多年來我沒停過做復健及推拿，但效果不大，後來甚至手也麻了，腳也無力了，上下樓梯困難，蹲下就站不起來。上雲龍老師的課之前，我花好貴的學費去上彼拉提斯復健課程，用各種儀器協助復健，終於蹲下後可以不必扶著東西站起來了。後來看到老師的書，又去聽老師演講，覺得老師應該可以「救」我，上課後發現老師真的能救我！

我以前都彎腰駝背，頸椎應該就是這樣出問題的，上課後才知道姿勢正確很重要，我認真做老師教的動作，一段時間後頸椎就好了很多，其實我的病根應該還在，但至少我可以左右正常轉頭，不像以前稍微動一下就酸得要命，腳無力的問題，原本我以為是關節的毛病，原來是肌無力，腿部肌力不夠才站不起來。我積極鍛練肌力，以前不時腰酸背痛，現在腰不酸了、背也不痛了，我終於可以生活正常了，想到醫師曾說「總有一天等到你開刀」，我笑了，不好意思啊，醫師您等不到我了！

03 找回生活品質，健康到老

詹玉燕，六十六歲
二〇一八年台北上課
脊椎強背術二日班學員

前年九月有一天我的腰突然劇烈疼痛，坐立難安，看醫師照片子，醫師說我脊椎滑脫，先吃止痛藥，如果病情惡化就要開刀，我問醫師，開刀會不會癱瘓？

醫師說不會，最多就是腳抬不起來。

醫師說的這兩條路我都不想走，一因我只有一顆腎臟，所以我不打算吃止痛藥，二因開刀有風險，我也不考慮。但不聽醫師的，我要怎麼做？整脊嗎？但有人說好有人說不好。靠運動改善嗎？但方式不對會運動傷害。我三心二意，難以決定要做什麼。

由於腰很痛，我綁著護腰，很多動作不能做，比如賴在沙發上看電視。可能因為很多不良姿勢都不能做了，疼痛程度沒有一開始那麼痛，但變成酸、腫、麻，腰部到腿都非常不舒服，嚴重影響生活。

就在我還在四處打探解決之道時，突然想到，很久以前曾在臉書看過雲龍老師談脊椎保健，我趕緊上網找資料，知道老師有開課，速速報名，綁著護腰上課去。

除了必做的強背運動，老師還針對我的症狀給了一些我需要做的動作，比如改善臀大肌疼痛。我很認真每天做，痛的狀況最先改善，再來改善麻，再來改善酸。上課後五十多天，只要姿勢正確，腰部已經沒有痛感了，臀部的酸跟腿部的麻也只剩一點點，通常是早上起床時會酸麻，動一動、走一走就會改善，但只要姿勢不良，比如半躺半靠坐沙發、三七步站著，酸麻很快又跑出來了，提醒我趕快回到正確的姿勢。

我前年三月退休，半年後就腰痛，找不到解方的那段時間好沮喪，我喜歡趴趴走，卻哪裡都不能去，不健康真痛苦。經歷過這段找回健康的過程，我真心體會健康真的要靠自己，現在我對自己健康到老，懷抱無比信心。

04

不放棄努力 回到沒有酸痛的生活

連美智，五十四歲
二〇一七年台北上課，
脊椎強背術二日班學員

我做保母工作二十年，最近十年擔任到府保母，就是到雇主家照顧寶寶。原本我身體狀況一直很好，媽媽手或酸腰背痛都沒有，但前年三、四月，我在洗臉檯前彎腰洗臉後直不起身，我必須用分解動作，先上來一點、停幾秒再繼續起身，疼痛發作愈來愈頻繁，後來我邊起身邊含淚，因為實在太痛了。

我還是有了職業病！腰痛發作之前半年，我換了雇主，新雇主家裡很大，雖有用柵欄限制孩子活動範圍，孩子活動空間仍很寬廣，學步兒活動力旺盛，在家裡跑來跑去，我得緊緊跟著，不時彎身扶孩子一把，加上我每天坐著、起身、跨出柵欄這樣進進出出，大概有七、八十次，很折騰腰。

我去看醫師，照X光發現腰椎滑脫，差一點就要開刀，醫師要我一週復健三次。上班很累，下班還要到醫院復健，我不想拿身體開玩笑，跟雇主請辭。雇主說，她媽媽也有腰椎滑脫的毛病，過幾天就要從高雄來台北上一位鄭雲龍老師的課（我是這樣知道雲龍老師的），我可以聽聽她媽媽上課的心得，或許有幫助。雇主也極力慰留我，減少我工作時數、增加休假天數，我就繼續了這份工作。

雇主媽媽上老師的課後，教我兩個可以緩解腰痛的運動，疼痛真的減輕了，於是我也報名上課。老師交代我每天做強背運動，做了大約三個星期，我的腰已經好了百分之六十，我不用再含淚用分解動作起身。強背運動持續做兩個月後，我覺得我幾乎好了，說「幾乎」，是因為我帶孩子、陪孩子玩，彎身次數多腰就不太舒服，但只要休息休息、順一順就好了，其它我覺得跟以前無異。

隨著腰椎滑脫的疼痛療癒，我也能恢復教會活動及與好友們的聚會，從差一點要開刀到重回沒有酸痛的生活，我深刻體會到「不放棄」以及好姿勢的重要，也要謝謝同學們在群組裡互相激勵，讓我能持續每天做強背運動。

05

每天花十五分鐘愛自己

林寶珠，五十三歲
二〇一四年台北上課，
脊椎強背術一日班學員

二〇一四年我在網路上看到雲龍老師的影片，馬上被老師健康促進的理念打動，老師的一個觀念非常好：如果每個人都想要健康，真的是自己要允許每天給自己十五分鐘做強背運動。我跟著老師的影片開始學，之後知道原來老師有開課，就趕快報名。上課建立起我對運動的概念，我也因此養成運動的習慣，每天早上六點半起床後先做強背運動，這是必做的基本功，再視自己當時身體狀況，針對特定部位拉筋。

我以前駝背嚴重，腰也不好，花了很多錢整脊，但持之以恆做強背運動，當脊椎、肌肉、筋膜回到正確的位置，我發現身體很多問題都消失了。我也要求先生每天早上做強背運動的五個動作，連續做了一年多後，他O形腿改善很多。

我現在教授身心靈課程時，都先從身體切入，問學員：「大家都說很愛自己，但早上起來，你連十五分鐘、二十分鐘都不給自己，連最基本的照顧自己身體健康都沒做到，你真的愛自己嗎？」一個人如果真的愛自己，就應該從愛自己的身體開始，每天早上給自己十五分鐘把強背運動的五個動作都做過一次。

我喜歡跟學員分享雲龍老師的理念與課程內容，我覺得這個分享可以幫助更多人。我的朋友因我的推薦而去上老師的課，後來他們還來謝謝我，說受益良多，我都說：「你要謝謝你自己，因為今天是你願意行動，而且有恆心與毅力，你才看到好的結果！」

Chapter 2

立行坐臥，勢必如此

每天生活中，我們的身體隨著我們的動作需求，不停轉換立行坐臥各種姿勢，在知道脊椎及椎間盤問題主要是不良姿勢所致後，我們就要特別留意日常生活中什麼樣的動作姿勢會傷害脊椎，以及立行坐臥有什麼細節需要注意。

立行坐臥的姿勢是維持脊椎健康的基本功，佛家所說的：「立如松、行如風、坐如鐘、臥如弓」，雖是指習佛者修心養性的方法目標，但這四個關於儀態的要求，從健康促進的觀點來看，恰與脊椎保健中心的思想相符，就是立行坐臥都要讓脊椎保持正常的生理曲線，就讓我們依循古人的遠見與智慧，以「立如松、行如風、坐如鐘、臥如弓」，做為好姿勢的標竿。

找回脊椎的健康，請記得，立行坐臥，「勢」必如此！

第五章

頂天立地，立如松

「站好」很重要！人類從四足動物慢慢進化成直立動物時，脊椎結構改變了，我們必須讓身體的重量平均落在兩隻腳上；而且在重量傳遞過程中，不要讓壓力壓迫在不對的地方，當站姿不良，脊椎就不會好。

佛家說「立如松」是有道理的。松樹樹幹筆直，英姿煥發，十分有精神，與良好站姿的核心概念正好契合，人如果能站得如同松樹般挺拔，身正影直不歪斜，男性玉樹臨風，女性亭亭玉立，給人的第一印象就是神采奕奕。

站直站好，讓肌肉負起支撐身體責任

掃瞄看影片

日常生活中常常可聽到大人數落小孩子「站沒站相，坐沒坐相」，這不光是好看不好看的問題，而是沒站相跟沒坐相本質上就是不對的姿勢，是身體產生酸痛的最大原因。

在學習好站姿前，先來知道什麼樣的站相是不好的。

下面這張圖中的所有站姿都屬於「站沒站相」，相對於「立如松」，是鬆垮不良的站姿，讓身體產生頸椎前傾、胸椎後凸、腰椎前凸、背部前凹（身體過度後仰時）等各種問題；還有很多人喜歡的三七步站姿，則會造成骨盆歪斜。

可能很多人納悶：「這些站法很輕鬆又不會累，為什麼會產生問題？」你覺得輕鬆是因為肌肉不用費力，當肌肉沒有用力，就表示肌肉沒有負起對身體的責任，造成脊

站沒站相！五種不良站姿，你中了哪一種？

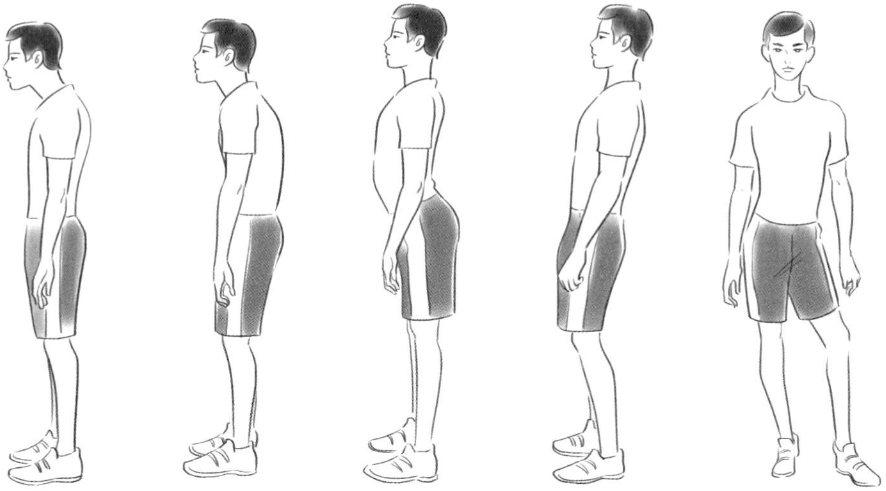

從左至右分別是頸椎前傾、胸椎後凸、腰椎前凸、背部前凹、三七步等五種不良的站姿。這些錯誤的姿勢都會對於身體不同的部位造成傷害。

椎椎間盤、關節、關節周圍的韌帶，因重量壓下來而被牽拉擠壓。

骨骼是身體靜態的元件，必須靠肌肉動力的支持，才能維持直立的姿勢，脊椎也才能達到正常生理曲線的狀態。站沒站相坐沒坐相的人，站著時腹肌無力、坐著時背肌無力。而腹肌與背肌之所以無力，肇因於欠缺運動，導致功能失常，無法負起它對身體該負的責任。腹肌無力跟背肌無力的人，很容易站的時候腰不舒服，坐的時候腰也不舒服，脊椎就在腹肌無力與背腰無力交叉情況下，壓迫到頸椎、腰椎，全盤皆輸。

回來說站姿，很多人站立時習慣小腹挺出，這時背後腰肌肉縮短、前面腹肌拉長，這種不平衡的肌肉，長度不恰當，無法使出最強大的力量。

當我們手腕打直握拳，拳頭充滿力量，但屈腕或勾腕握拳，拳頭就沒力道了，這告訴我們，身體肌肉長短不一時，是使不出力量的。所以用鬆垮站姿站立，你的肌肉無力支撐身體，時間一長還會改變肌肉型態，當有一天你覺察到姿勢正確的重要性想站好時，就覺得特別累。

任何肌肉不負責任的輕鬆姿勢，都會造成脊椎曲線消失。正確的站姿是「鬆而不懈」的，「鬆」是輕鬆，不是鬆垮，當脊椎的排列處於正常的生理曲線，肌肉長度一樣，最容易發揮強度。換言之，倘若肌肉沒有對身體的支撐負起它該負的責任，那麼脊椎日後就必須付出代價。

要學會正確的姿勢，一定要有「讓肌肉協同脊椎跟韌帶發揮支撐身體的功能」這樣的意念，有了這樣的概念，才不會骨盆前傾、膝蓋鎖死、三七步……，各種壞姿勢都出籠了。

正確的站姿該怎麼站？簡單來說，好的站姿就是：身體打直，頭頂天、腳立地！

站姿覺察的七種練習

在以下幾個練習中，我會不厭其煩讓大家感受各種不同站姿的呼吸狀況，就是要讓大家深刻體會「好呼吸就是好姿勢」，任何時候，只要你覺得呼吸變悶、不順，就是姿勢不對了。這樣的動作覺察可以讓

鄭老師的好姿勢小學堂

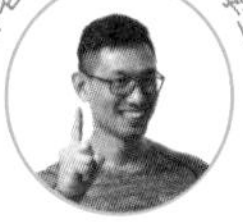

「量身高」的站姿，是天然的護頸及護腰

站立時保持往上延伸的意念，但儘可能放鬆，此時你的意念往上延伸，而地心引力將你往下拉，頭頂著天，腳踏實地，頂天立地站得挺拔，脊椎就呈現伸展的狀態，這就是最好的站姿。

請切記，只要想著量身高，你就等於穿上了天然的護頸及護腰！

你體會，只要以量身高的方式，將身體向上延伸，「用意不用力」，就可以讓你的頸椎、腰椎跟呼吸是非常自由的，所以務必時時提醒自己，不要有任何讓自己的呼吸悶住的狀態。

練習一 預備動作，雙腳與髖同寬。

站立時不要抬頭、不要低頭，不要使力夾肩胛骨、不要刻意挺胸、收下巴，當然也不要駝背，膝蓋不要用力繃緊或鎖死，也不要把身體往前推，否則會變矮。

另外要注意的是，很多人以為正確的站立姿勢是兩腳打開與肩同寬，這是不對的，兩腳打開與髖同寬即可，與肩同寬是做體操時才需要，正常站立時就太寬了。

1. 雙腳打開與髖同寬，腳底板平貼地面。
2. 想像你正在量身高，身體向上延伸。

練習二 身體向上延伸，頭頂天。

在想像自己在量身高的同時，身體往上延伸，並儘可能放鬆。以下有幾種方式可以幫你。

方法 1 想像頭頂的百會穴朝正上方。從兩耳往上到頭頂正中央的地方，是中醫穴位裡的「百會穴」（如下圖）。站立時百會穴必須朝上，仰頭或低頭百會穴都不是朝著正上方。

下半身則要留意，膝蓋不能打直鎖死、腰不能挺出來，也不要站三七步。

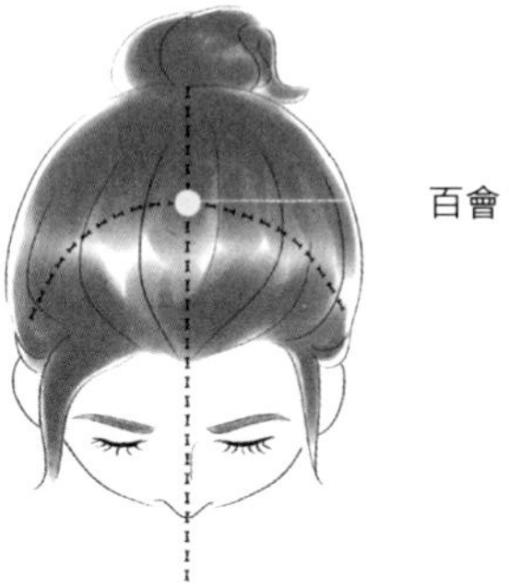

方法 2 想像有一根繩子在你頭頂正中央把你往上拉，像懸絲木偶般。也可以想像繩子頂端繫了一串氣球，氣球的浮力正把你往上拉。

方法 3 就是我常講的，想像你正在量身高。通常量身高我們都不希望被量矮，會把身體儘量挺直往上延伸，所以用這種假想的方式，可以幫自己站得直挺。

練習三　呼吸測試，找出「腳立地」的重心點。

要站得好，重心就要穩，因此接下來我們要利用下面的方法找出站立時重心的位置。

這裡我們要覺察的，是從身體重心前移、後移、左移、右移，以及重心在中間的呼吸測試中，找到（身體往上延伸時）呼吸最順暢的位置。

請反覆練習幾次，感受前腳掌、後腳跟壓力的比例，你會發現，呼吸最順暢的位置，就是站立的正確中心點。此時大多數人會感覺腳底承受的壓力有百分之六十至百分之七十在腳跟、百分之三十至百分之四十在前腳掌，這就是頂天立地的「立地」。

1. 想像量身高時，身體略向前傾斜，把身體重心往前移到腳尖，這時候深呼吸，你會發現當身體重心在腳趾頭時，呼吸變得不順暢，有點被限制住。
   接著身體略向後傾把重心往後移到腳跟上，以不要倒下去為原則，然後再深呼吸，你也會覺得悶悶的。
2. 觀察身體重心左右的變化。同樣維持量身高的狀態，將重心移到左腳，你會發現這時候深呼吸一樣是悶的，接著把重心移到右腳，深呼吸也是悶的。

3. 身體回正站好，在量身高的狀態下再深呼吸一次，這時你會覺得呼吸非常順暢。

練習四 覺察是否駝背、三七步。

很多人站著站著不知不覺就駝背了，要怎麼發現自己駝背？跟找重心點一樣，靠深呼吸！

1. 在正確的站立點深呼吸，感覺呼吸的順暢度。然後放鬆身體，稍微駝背，再深呼吸一次，這時你會覺得胸口悶悶的，這是身體在告訴你，駝背時呼吸是不順暢的。
2. 做出駝背加上三七步的站姿，然後深呼吸，你可以左右兩邊都各試一次這樣姿勢。你會發現，無論是左或右哪一邊，只要是這樣的站姿，呼吸就會悶住不順。
3. 回到身體向上延伸的量身高狀態後，再做一次深呼吸，你會覺得此時呼吸順暢，表示站姿正確。

練習五 覺察頸椎是否受壓迫。

呼吸必須用到頸部，第五個練習我們要來感覺頸椎被壓迫的感受。

這個覺察頸椎活動角度的練習，是要提醒大家，當你頸椎疼痛求助醫療，待症狀獲得緩解後，只要你一駝背，頸椎馬上又會被壓迫，等於你之前做的所有治療都白費了，所以無論何時何地，都不要使頸椎受到壓迫，要讓頸椎保持自由的狀態。

1. 頭向右轉，轉到不能再轉，低頭看你的下巴能不能碰到肩膀。碰不到也沒關係，不必勉強。
將頭部回正，換成向左轉，一樣轉到極限，低頭看看下巴能不能碰到肩膀。記住你轉頭跟低頭的角度與緊繃的感覺。
2. 回到駝背放鬆的狀態，重覆上面的動作（把頭向左或右轉到底並低頭），你會發現低頭的角度變窄變小了，而且低頭的感覺也變得緊繃了，這是因為你的頸椎處於被壓迫的狀態。
3. 將頭部回正到眼睛可直視前方的位置，然後以量身高的方式，將身體向上延伸，再左右轉動頭部，這時你會覺得呼吸順暢，因為頸椎的壓迫解除了。

4. 接著來看你的頸椎的上下活動度。以量身高的方式，將身體站直，下巴往上拉。請切記不是壓脖子，只是下巴上抬，此時你可以看到整個上方。然後回到駝背狀態，再往上看，你會發現你只能受限地看到某個角度，跟站直時往上可以看到整個上方是截然不同的。

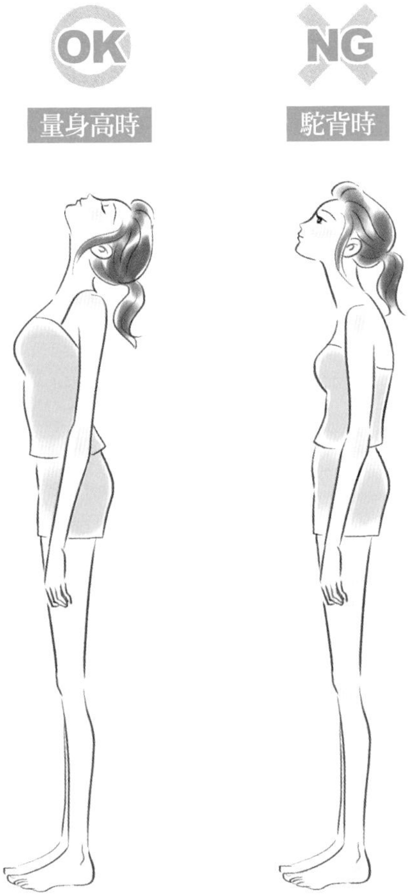

從側面看，以量身高的方式站直身體，頭向後仰時，臉部幾乎可與天花板平行（左圖）。駝背則身體略呈S型，頭向後仰受到限制，無法仰得很後面（右圖）。

練習六 覺察腰椎是否被壓迫。

1 以量身高的方式將身體往上延伸，雙手平舉至胸前相扣。

2 然後腰部向右轉到底，然後再向左轉到底，你會發現，呼吸都是順暢的，轉動角度也是很大的。

3 刻意放鬆身體略為駝背，一樣雙手平舉相扣往右轉時，你會覺得是卡住的，再往左邊轉到底，也是卡住的感覺。

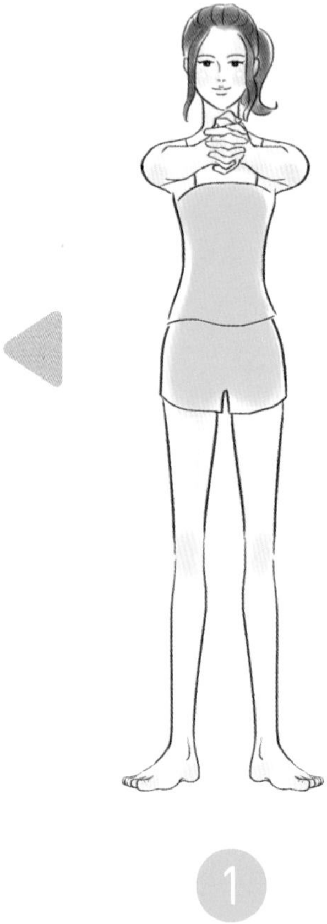

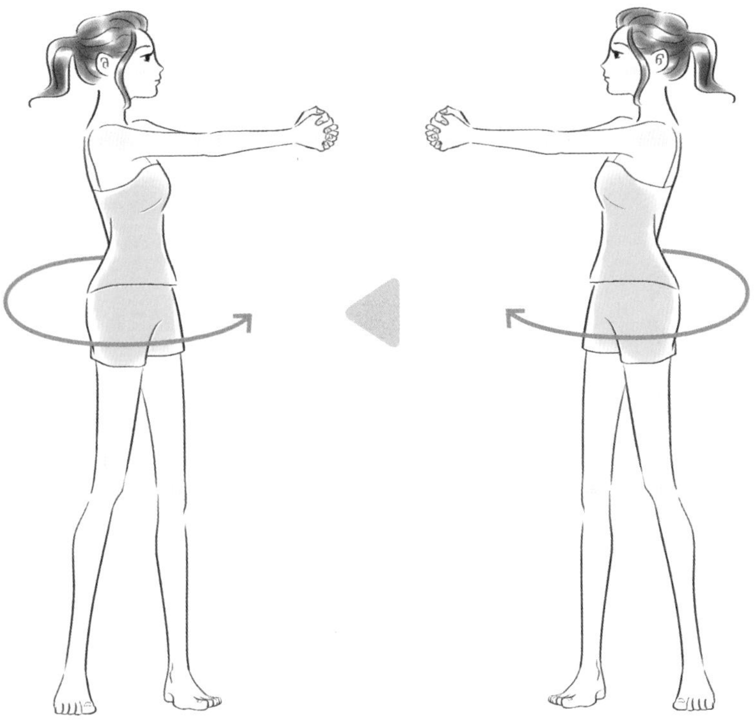

在量身高的意識下，由於全身的筋膜有良好的張力撐起脊椎，因此上半身左右旋轉時，腰椎關節活動度大而且輕鬆。相反地；當站姿鬆垮時，腰椎就受到了壓迫，活動度也就減少很多。

2

額頭與下巴成一直線，就是好站姿

確認自己有沒有站好還有一個小撇步，就是站姿正確時，額頭與下巴是成一直線的，眼睛是平視前方的，不會讓人覺得你眼高於頂，知道這一點，也有助於掌握正確的站姿。

有些人站著時會不自覺下巴內縮略低頭，或抬起下巴略仰頭，這樣額頭與下巴就沒有在一個垂直線上。想檢視自己的站姿有沒有低頭或仰頭，可以請家人從側面拍照給你看。

如果發現自己會習慣性低頭或仰頭，矯正方法很簡單：一樣以量身高的做法，將意念延伸，然後豎起食指比「1」的手勢，將食指貼近嘴唇，如果你下巴內縮，食指會無法平貼下唇；如果下巴抬起，則是食指無法平貼上唇；當上下唇都能貼著手指，才表示你的額頭與下巴在垂直線上。（見第七十九頁圖）

這個方法除了能檢查自己的下巴是否內縮或抬起，還帶來往上延伸的感覺，有助於站得挺拔。

只是標準站姿站久難免會疲累，在累的時候可以試著以雙腳一前一後的方式輪流休息，但要注意仍需延伸站姿，不能變矮，不能鬆垮，後腳膝蓋也不能鎖死，更不可以把臀部歪一邊出去。

有人問：「老師，這個姿勢我的大腿需要用力，髖骨及臀部的肌肉也都需要用力，這不是很累嗎？」沒錯，這個站姿就是要訓練肌肉習慣對你的身體負起責任、支撐你的身體。所以站立時，除了雙腳前後輪流休息，以及前述的額頭與下巴需成一直線的這兩種姿勢外，沒有其他的站法。

好站姿測試法

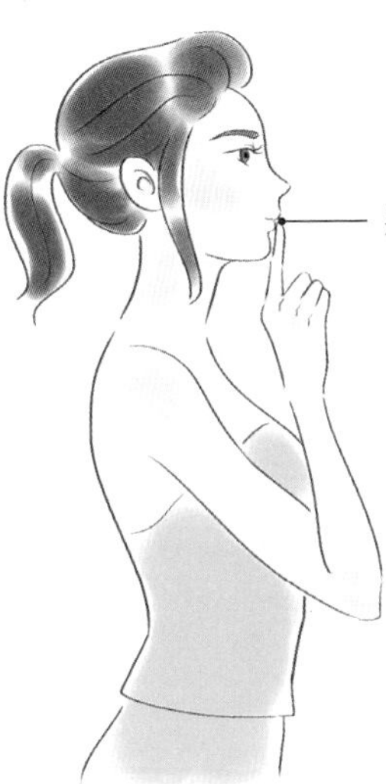

你可以豎起食指比「1」貼近嘴唇，若上下唇都能貼著食指，表示下巴沒有內縮或抬起，額頭與下巴是成一直線。

互推演練與壓手測試的站姿檢測法

自己練站姿擔心做不好嗎？你可以找家人或朋友搭檔，兩人一組互為夥伴，協助彼此做更多的站姿覺察。

以下的兩個演練能讓大家理解站姿正確與不正確之間的差別。你可以發現，只要保持量身高的意念，全身的肌肉筋膜就會以適當的張力，協助我們支撐身體，同時更精準控制身體的動作。此外也要注意，演練時不可以抱著玩遊戲的心態，請用嚴謹的態度，兩人互相覺察更好的站姿。

測試一 互推演練

透過這個練習，可以幫助彼此如何以覺察延伸的意念，不費力地支撐身體。

1. 先請夥伴放鬆身體、略為駝背，但不必刻意彎膝蓋，就是我們累了時會出現的肩膀垮下來的姿勢。這時候我們心裡沒有任何往上延伸的意念，只是很自然的做出這個姿勢。
2. 你帶著善意溫和的輕推夥伴，力道不可過大，能夠讓對方搖晃就可以了。並請對方不必出力抵擋，只要隨著你的推力去感覺此時身體的不穩定。

3 再請夥伴想像在量身高，意念往上延伸，也就是「頂天立地」的感覺。這時你用同樣的力量再推夥伴一次，會發現他站得很穩固，身體不會隨推力而搖晃。（如左圖）

4 你跟夥伴角色對調，你成為被推的那一方，先駝背讓夥伴推一次，然後「頂天立地」讓夥伴用同樣的力量再推一次。你會發現，第一次被推時自己的身體不穩會搖晃，但第二次身體則是很穩定與紮實。

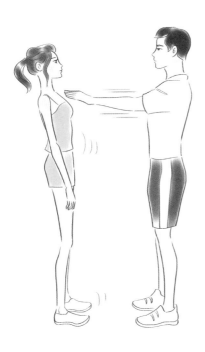

當你以「頂天立地」的站姿站立時，脊椎和頸部都能挺直，體重會平均落在兩腿與腳掌上，即使被人輕推，身體也不會搖晃。

測試二　壓手測試

透過這個練習，可以清楚感受到，以標準站姿與彎腰駝背兩種姿勢站立時，身體所能承受的力道有多大的不同。

1. 請夥伴刻意駝背，並將雙手十指緊扣放在身體前面。這個動作有點像我們小時候玩疊羅漢，扣緊雙手讓夥伴腳踩上去的動作。注意手肘不要彎曲，放鬆地放在身體前面。
2. 你握拳，拳頭垂直向下，並慢慢用力地壓在夥伴手掌上，然後逐漸用力到需踮起腳尖出力。此時夥伴想撐住你，但駝背的站姿會讓他發現自己力有未逮，不太撐得住你的施力。
3. 再請夥伴以量身高、身體向上延伸的方式，眼睛平視前方，從之前的駝背狀態變成頂天立地的站姿，雙手一樣緊扣在身體前面。
你採用步驟1的方式，以握拳用同樣垂直向下的力量壓夥伴的手掌，直至需踮起腳尖使力，但這一次夥伴能站得非常穩，完全可以撐住你。（如左圖）
4. 你跟夥伴角色對調，兩人依步驟2與3的方式測試。你可以感受到，當自己身體放鬆駝背時，呼吸會不太順，雙手也撐不住夥伴；但當自己意念往上延伸站穩後，呼吸變順暢了，也能夠撐住夥伴。

注意：測試時，施壓者不可在夥伴駝背時猛然施力，否則對方可能跌倒受傷，只要穩定的持續加壓，當對方覺得撐不住就可以停止了。另外，被壓者手指頭扣住的地方不要放開，不然你的搭檔會跌倒。

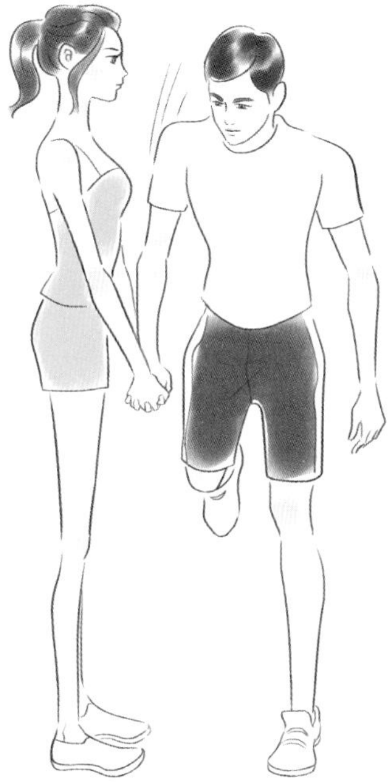

我們可以利用請他人下壓十指緊扣的雙手，來檢驗自己的站姿勢是否正確。如果姿勢正確，身體就不會晃動。

第六章

舉步輕靈，行如風

鞋子穿久了，鞋底難免會磨損，如果鞋底磨損是歪一邊的，表示你走路方式不對。鞋子磨壞事小，走路姿勢錯誤事大，因為錯誤的走姿既傷脊椎也傷膝蓋，因此我們必須學如何正確走路。

佛家說「行如風」，是指風都往固定方向吹，我們走路的時候也要像風一樣直行前進，不走得歪七扭八好像蛇行。而且這個風必須是輕風，而不是強風，不會拖泥帶水般「掃」過地面發出「趴躂趴躂」聲，也不是跟地面有仇般重重蹬步發出「咚咚咚」的聲響。

走路最高境界為「清風徐來，水波不興」（語出蘇東坡《前赤壁賦》），也就是行走時如同緩緩吹拂的微風，舉步輕靈。這樣的走姿如果沒有經過學習與練習，是走不來的。

改變走路的姿勢，就能改善肩頸腰背疼痛

掃瞄看影片

正確的走路姿勢是奠基在正確的站姿上，也就是我一直強調的「量身高，身體向上延伸」，在這樣的意念下，將上半身放輕鬆，重量放在髖關節，從臀部的收縮開始，透過全身筋膜的彈性跟地球借力量，而且應該用全身筋膜的彈性走路，而非只是用關節在走路，同時依循腳跟、腳掌、腳趾頭這樣的重心轉移順序向前推進。

人類是直立的動物，因為心臟位置高，當血液到下肢時，必須藉走路過程中的幫浦作用才能將血液打上去；而且人類的腳掌跟動物不一樣，動物的腳掌有脂肪墊，具有避震減震的功能，但人類的腳掌是足弓，沒有很多脂肪，人類必須藉由足弓的弧度與彈性，像彈弓一樣，腳掌踩下去後以反作用力回彈上來。

在路上觀察一下你會發現，很多老人家並沒有用正確方式走路，尤其在醫院門口，可以看到很多生病的老人家駝著背、雙肩下垂，走路時是雙腳拖著地面，沒有從地面回彈上來的力量，這樣的走路方式就是以駝背站姿為基礎的鬆垮走姿，既沒有意念，也不具動力，走得無精打采，像是很不情願走路。此時全身

肌肉筋膜失去作用，缺乏足夠的張力與彈性，導致腰椎關節、膝關節都承受很大的壓力，而且耗費能量，愈走愈累。

行走時，地心引力的作用會讓你身體的重量整個往下，壓迫在頸部、腰椎及膝蓋，雖然你覺得輕鬆不費力，但當你的肌肉沒有對身體負起責任時，你的骨頭、關節、韌帶，包括髖關節、腰椎及椎間盤，就受到很大的壓迫，時間久了就出現腰椎疼痛、肩膀酸痛等症狀。

另外，駝背走姿讓身體是搖擺的，膝蓋還會承受很多橫向的力量，造成膝蓋磨損。

走姿正確，才能解救長期被壓迫的脊椎。

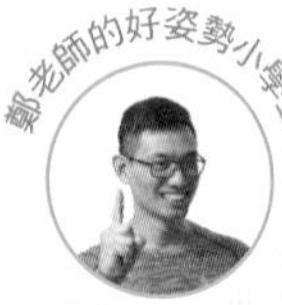

以「球充飽了氣」的方式行走

請用球來想像走路的施力方式。球沒有氣，丟到地上是彈不回來的，球充飽了氣，往下打到地面才會彈回來。不正確的走路方式就像沒有氣的球，結構鬆垮。當一個人結構鬆鬆垮垮，就像一個洩了氣的球一樣。

再用沙子做比喻。沙地鬆軟，當你用力踩下去時，沙地無法產生反作用力，因此走在沙地上會比走在一般路面上費力；反過來說，如果你的身體鬆垮如散沙，那麼走在堅實的路面上，你跟路面也沒辦法互相產生作用力。

所以走路時，身體應該是在垂直延伸的狀態下，像充飽氣的球，落到地面回彈起來。

走姿覺察的四種練習

當我們學會正確的行走方式，就能避免用「關節」走路，而是用全身的筋膜彈性來走路，除了能用好姿勢保護脊椎與膝蓋之外，還可以節能省力，提高走路效率。當你以輕快優雅的步伐行走在路上，姿勢靈巧、精神十足，你將成為馬路上的一道風景！

接下來我們就來進行走姿的覺察與演練，在家練習時請對著鏡子練習，而且最好是可以看到全身的穿衣鏡，以便時時檢視自己的動作及姿勢。

練習一　單腳前後移動

這個練習是感受腳底重心的轉移，還有身體向前移動時，臀大肌是負責帶動的角色。此外，也了解走路時前腳腳尖為什麼需要勾起來。請好好覺察腳尖勾起跟放下的感覺。

①量身高的意識。

兩腳打開與髖同寬，膝蓋不鎖死也不過度彎曲，想像你在量身高，身體輕輕向上延伸，以標準站姿站立。

②跨步勾腳尖。

保持量身高的狀態，將重心移到左腳，亦即左腳是實的，右腳是虛的。然後右腳跨出一小步，腳跟著地、腳尖朝上微勾腳。勾起來的高度要適中，勾太高太緊膝蓋會鎖死，所以是在沒有勾起來與勾過頭的中間，有一種腳趾頭翹起來回勾的力量，從鏡子看可以看到自己的腳底板。

③呼吸覺察。

維持量身高的站姿，覺察腳尖勾起與放下時呼吸的順暢度。你會發現，腳尖勾起時呼吸是順暢的；但腳尖放下貼著地面，不但呼吸變悶，也變矮了。

④喚醒臀中肌。

同樣用量身高的站姿，去感覺腳尖勾起與放下時，臀中肌位置的變化。臀中肌是屁股外側的肌肉，當你勾起右腳腳尖時，左側臀中肌必須收縮來保持骨盆平衡，所以會有一點酸酸的感覺。如果你右腳腳尖沒有勾起來，腳掌是平踩在地面上，左側臀中肌鬆垮無力，骨盆會往外凸，你也不會有酸酸的感覺，這代表你的臀肌在「睡覺」，失去了它該有的作用。

5 喚醒臀大肌。

接著將身體向前推進。推進時可用手扶著臀部正後方的臀大肌，去感受身體重心向前是由於臀大肌輕微的收縮。

將髖部向後伸，藉由大腿向後來帶動身體向前，身體的重心由左腳跟轉移到全腳掌，最後到腳趾頭完成整個前進的動作。接著再從腳尖回到腳跟回到原本的起點姿勢，如此往復來回移動。

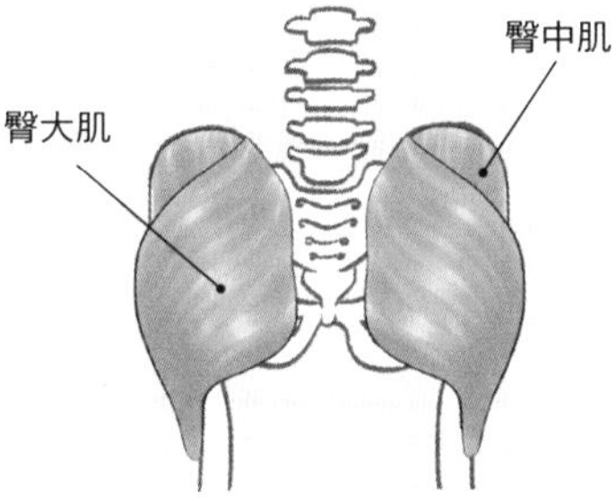

走路時，向前跨出的那一隻腳，腳尖必須微微勾起，這時是利用跨腳同一側的臀中肌收縮以保持骨盆平衡。
在行進時，你也可以手扶著臀大肌，感受肌肉的輕微收縮。

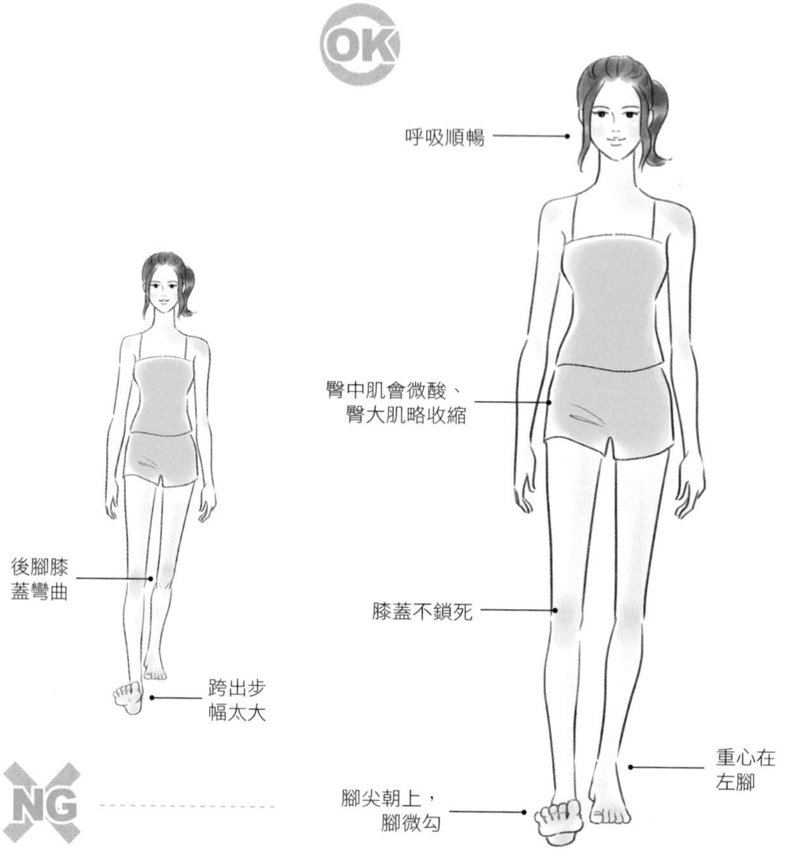

◆ 因為我們只是先練習輕勾腳尖的動作，如果步幅太大，後腳的膝蓋就會往下彎曲，所以跨一小步就夠了。

■■■ **單腳前後移動的走姿覺察練習，除了能感受腳底重心的轉移之外，更重要的是要你感受身體向前移動時，臀大肌是負責帶動的角色。**

練習二 跨半步

現在，接著來練習跨步時，後腳如何配合。

跨步分跨半步與跨全步，站立時以雙腳所踩地面的中心為中心點，前腳從中心點跨出去的步幅叫「半步」，就像一個圓只畫了半徑；前腳跨出後，提起後腳跨過中心點及前腳落地，這樣的步幅叫「全步」，也就是畫了圓的直徑。這裡先練跨半步。

跨半步的練習跟前面的勾腳動作類似，但練習勾腳，前腳跨出的步幅小，主要目的是熟悉勾腳的感覺，跨半步則是模擬行走，以你平日的步伐跨出步幅。

① 跨步與推進。

左側臀部發力，右腳跨出成為前腳，腳尖向上勾起、腳跟著地（練習一的勾腳動作），此時左腳（後腳）微伸直起來向前推進。

這個步驟，是讓你熟悉跨步出去腳跟著地時，跟後腳同側的臀部帶動將身體往前推進的感覺，最後足部只是輕輕配合踮起推進，輕鬆地跟地球借力量。

2 **具有量身高的意識。**

保持身體向上延伸的量身高站姿，在前腳跨出後，後腳必須微微伸直。

因為當我們往前移動時，身體重心也會同時向前移，這時後腳會有點彎曲，但彎曲過頭會使臀部歪掉，重心不平衡，所以後腳要微微伸直以穩定臀部。

此時注意不要駝背，因為背一駝，後腳馬上就往下掉，造成後腳彎曲過頭，變成駝背走姿，此時呼吸也會變悶。

3 **回到站姿。**

收回前腳，回到站立姿勢。

4 **換腳再做一次。**

完成這個練習後，你會發現，原來身體的移動主要是來自於臀部的輕輕推進，不必過度使用小腿或腳趾頭等單一肌肉的力量，以輕鬆的方式就可以向前移動。

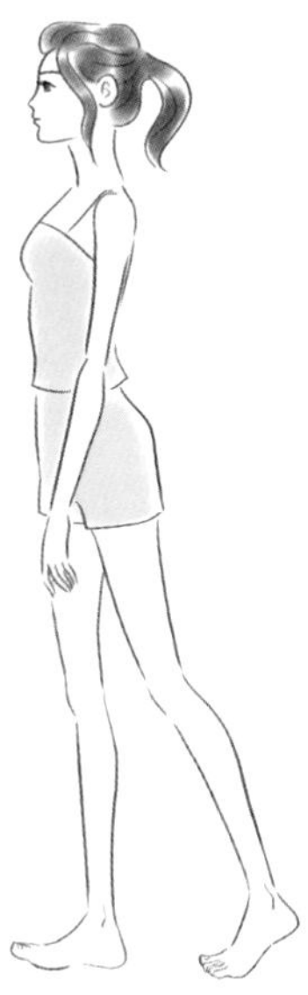

跨半步的練習，可以讓我們體會走路主要是靠臀部的推進，而不必過度使用小腿或腳趾等單一肌肉的力量。

練習三 跨全步

跨全步的動作其實是整合之前的練習，熟練後，就可以跨步走了！

1. **先跨半步。**
右側臀部收縮帶動身體前進，同時將左腳跨出去，腳尖勾起腳跟著地，身體繼續推進，直到重心轉移到左腳，保持量身高的身姿，此時完成跨半步的動作。

2. **再跨全步。**
左側臀部收縮帶動身體前進，同時將右腳跨出去，腳尖勾起腳跟著地，身體繼續推進直到重心轉移到右腳，左腳微微踮腳尖，保持量身高的狀態，此時完成跨全步的動作。

❸ 收回右腳，用標準站姿站好。

❹ 反覆練習十次。

每一次練習都要做出非常明確的跨腳動作，要有以臀部發力、前腳微勾腳尖、後腳輕微踮起來的感覺。

練習四 跨步走

在進行下面跨步走的練習後，你會發現，從站姿轉變走姿，腳跨出時是放鬆的狀態，但腳跟著地時勾腳，足部筋膜呈現「剛性著地」，所以勾腳是有一點緊繃、有張力的狀態。然而接下來腳掌踩到地面上時腳掌則是打開、放鬆的柔性狀態，最後腳掌離地、用腳尖推進時又恢復有張力的狀態。

所以走路時，足踝的正確狀態就是下肢筋膜的剛性與柔性交替作用，「鬆」、「緊」、「鬆」、「緊」、「鬆」、「緊」，這樣才能像擠牛奶一樣，把血液從下面再打回來，發揮幫浦作用。

如果是錯誤的著地，地板會發出聲音，像腳跟踢地板會發出聲音、腳掌摩擦地板也會有聲音。

❶ 雙手放在身後交疊，像散步般踱步，在家裡空間大的地方來回走動。感覺一下，自己每一個步伐是不是依照臀部發力，重心從腳跟、腳掌、腳趾頭這樣的順序轉移推進。並且記得每次的跨步，前腳腳底板都是微勾起的，身體是向上延伸的。

❷ 雙手垂在身側，隨著走路的步伐自然擺動。

第七章

端正穩重，坐如鐘

坐姿的定義是大腿跟身體呈九十度，也就是一個人的身體跟腿是可以休息的狀態。

古人說「坐如鐘」，為什麼坐姿要像鐘？因為鐘擺會來回擺動，但鐘不會，「坐如鐘」的意思，就是指一個人坐得端正，像一口大鐘一樣穩固，不會像鐘擺般搖頭晃腦，身體也不會前傾後仰、東倚西靠，雙腳也不會翹二郎腿或是抖腳。

坐姿是所有姿勢裡面最難維持正確姿態的姿勢，因為坐姿時髖關節是屈曲的，後背的肌肉需要更多的力量，才能在靜止不動的狀態下維持脊椎的自然曲線，一不留神，好坐姿就跑掉了，由斜坐、半躺半坐等不良坐姿取而代之，讓脊椎產生諸多問題。可以說，我們身體很多症狀追溯源頭，都可以在不良坐姿裡找到答案。

脊椎病是「坐」出來的

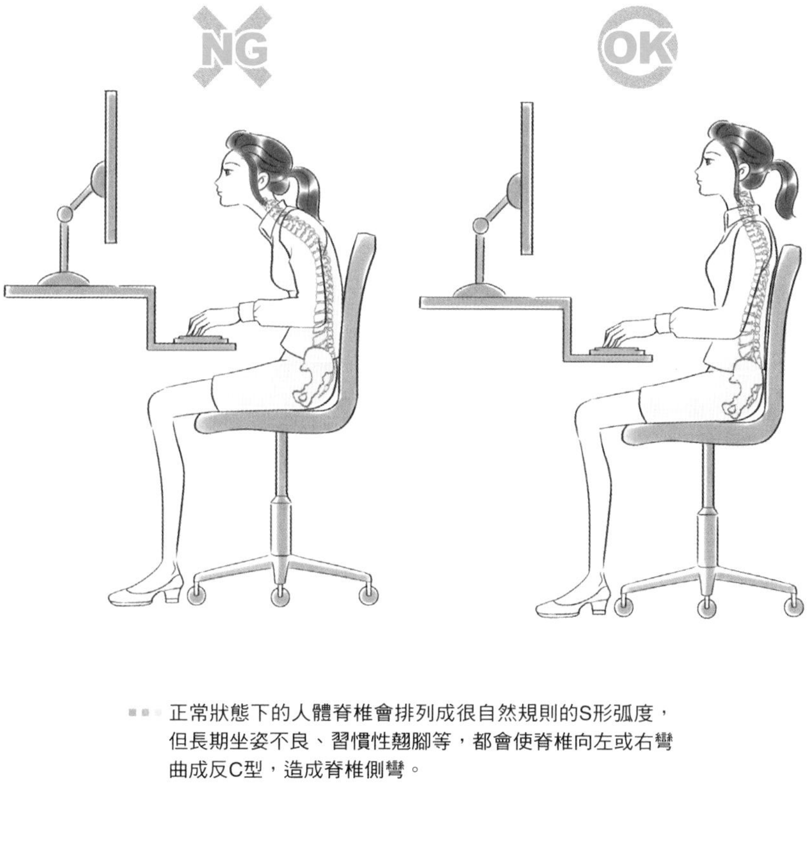

正常狀態下的人體脊椎會排列成很自然規則的S形弧度，但長期坐姿不良、習慣性翹腳等，都會使脊椎向左或右彎曲成反C型，造成脊椎側彎。

當一個人坐姿正確，脊椎的排列會有小小的S形弧度；但坐姿不良會讓背拱起來，脊椎呈反C字型（從身體左側看呈反C字型，從右側看則C字型，如第九十七頁左圖），這就是脊椎受到壓迫了。

太多人脊椎的問題都是坐出來的，大家一定要學會良好的坐姿，以保護脊椎健康。

坐姿覺察的練習

掃瞄看影片

首先我們來覺察，坐下來時是身體哪個部位在支撐軀幹。我們坐下來時的「底座」是什麼？答案是坐骨！

坐骨位在脊椎下方，是骨盆最底下的骨頭。之所以叫「坐」骨，就是因為它是我們坐著時上半身的底座，順著脊椎往下摸，可以找到薦椎，再下去是肛門，尾椎則是摸不到的。

坐在坐骨上

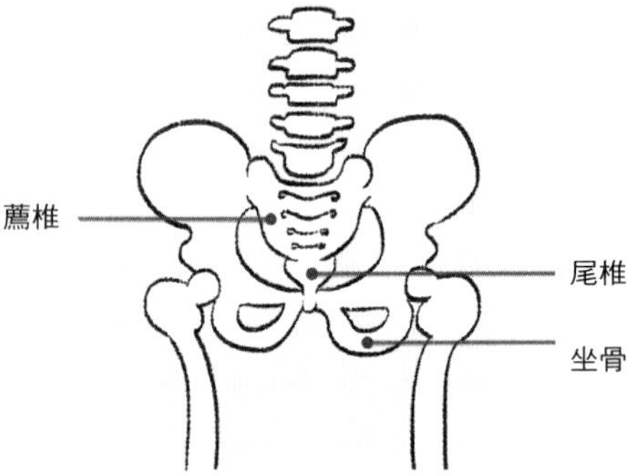

正確的坐姿，是要把身體重量放在坐骨上。如果在駝背的狀態下，身體的壓力會落在薦椎上，增加腰部的負擔。

坐姿正確時，骨盆直立，只有坐骨接觸椅面上，薦椎是懸空沒有碰到椅面的，這樣的坐姿稱為「坐姿中心姿勢」，能讓脊椎排列在最佳狀態。

練習一　找到坐骨，練習「坐姿中心姿勢」

學習坐姿中心姿勢，也就是練習如何將頭部安放在最適當的位置，同時使肌肉、骨骼、神經都處於最適當平衡的狀態，尤其是要喚醒背肌，讓背肌對身體的支撐負起責任。在經常練習有了這些體認之後，就能將這個正確的姿勢應用在生活中，改善你的坐姿。

箇中的訣竅，是在坐著時，想像自己的頭頂懸著一根線，從天花板吊下，並有一個往上的拉力幫助你維持身體的挺立。

1. 準備一張硬椅面的椅子，不要坐沙發，才能有正確的覺察及感受。
2. 坐於椅子二分之一處、不靠背，想像你在量身高，身體向上延伸。兩腳打開與髖同寬，注意膝蓋不要太開，也不要夾起來變成內八。

3. 手肘在肩關節正下方，不可雙手伸直放膝蓋上。
4. 坐好後，輪流抬起左右臀部，用左右手觸摸左右臀部的正下方，你會發現各有一塊硬硬的骨頭，雙手手掌向上、指尖朝內，放在臀部下面再坐下去，你會感覺到左右臀部有一塊略尖的骨頭壓在手上，這就是坐骨。
5. 坐著時最能分散脊椎骨壓力的姿勢，就是「坐姿中心姿勢」。

這個姿勢的要求很簡單，就是從骨盆到整根脊柱都保持直立，呈現脊椎的自然生理曲線。此時保持身體中心線向上延伸，腳尖朝前，雙肩自然放鬆，眼睛直視前方。建議你每次練習這種坐姿中心姿勢至少三分鐘。

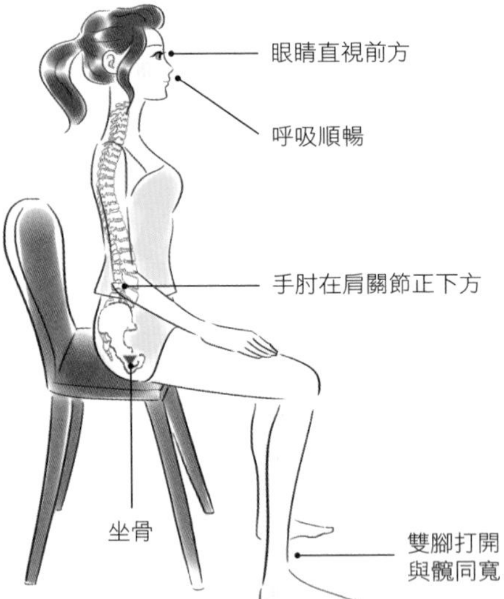

用呼吸覺察自己是否坐對

了。想像你在量身高，在身高最高時深呼吸，慢慢吸氣、慢慢吐氣，覺察呼吸是否順暢，順暢才表示姿勢正確。這個時候你也會感覺到，身體的重量是頭部的重量壓在肩膀，肩膀的重量則是往下到骨盆的最底下，也就是坐骨。

練習二　坐姿中心姿勢的應用

坐姿應用是在坐姿中心姿勢的原理下，讓自己具備「因『椅』制宜」的能力，知道沒有椅背的椅子該怎麼坐、有椅背的硬面椅該怎麼坐、椅背椅面都軟塌塌的椅子（如：沙發）又要怎麼坐。

〔狀況1〕沒有椅背的圓板凳

坐圓板凳沒有椅背可以靠，或是騎摩托車時，請保持量身高身體向上延伸的姿勢。

如果坐久累了，想要讓你的背肌及腰稍微休息、放鬆一下時，可以做以下的伸展。

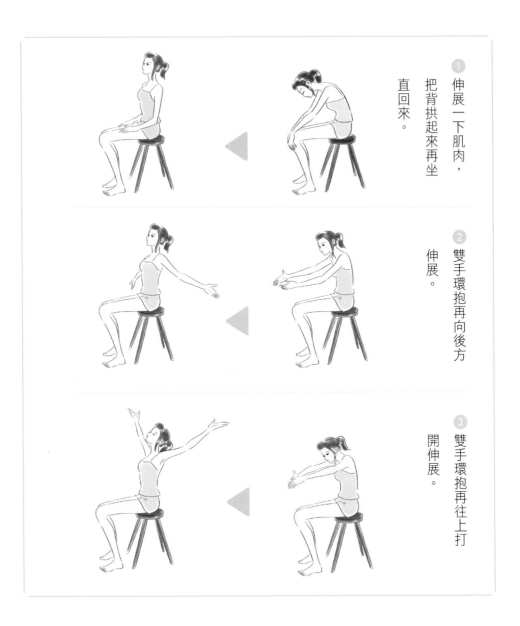

1. 伸展一下肌肉，把背拱起來再坐直回來。

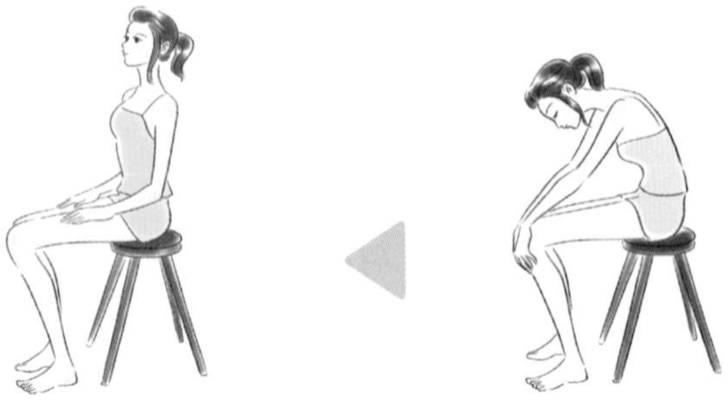

2. 雙手環抱再向後方伸展。

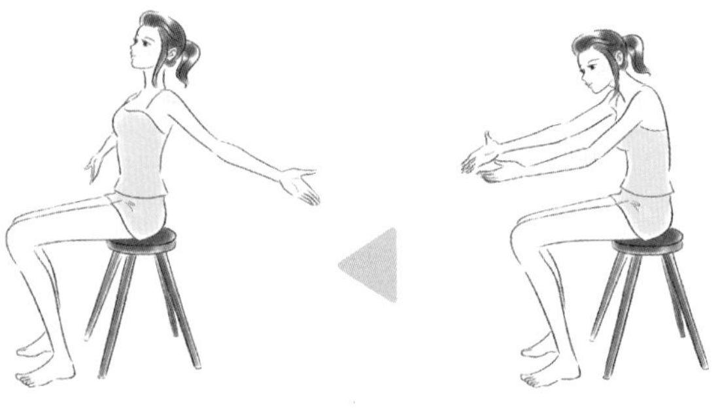

3. 雙手環抱再往上打開伸展。

〔狀況2〕有椅背的椅子

如果椅子有椅背可以靠，該怎麼靠也是有學問的，我稱之為「靠背三部曲」：

一、把臀部塞到椅子最裡面。

二、將身體坐直，想像正在量身高。

三、用量身高身體向上延伸的身姿「掛」在椅背上，就像是把外套掛在椅背上的那種感覺。

雖然從側面看，身體是斜靠在椅背上，不過這只是大腿跟身體之間（髖關節）的角度改變而

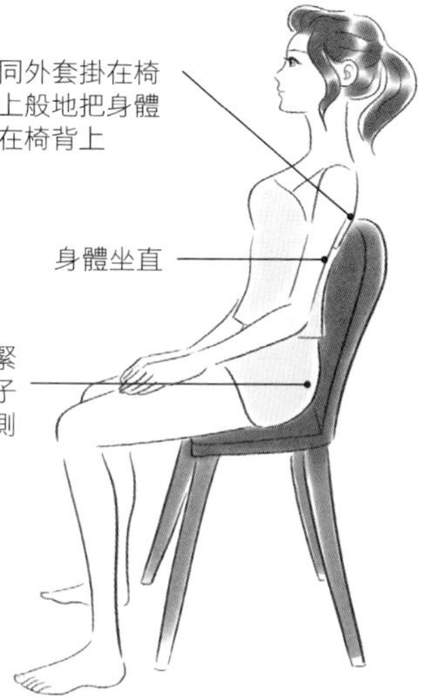
如同外套掛在椅
背上般地把身體
掛在椅背上
身體坐直
臀部緊
貼椅子
最內側

鄭老師的好姿勢小學堂

坐著時不可鬆垮地靠著椅背

上述「靠背三部曲」的第三個步驟，千萬不能變成上半身鬆垮垮靠著椅背，這樣會讓骨盆往後傾，脊椎失去生理曲線，身體重量就會集中在頸椎跟腰椎上，完全是錯誤的坐姿。

另外，坐在沒有椅背的椅子上，大腿跟身體之間的角度只能大約90度；但如果椅子有椅背可以靠，大腿跟身體之間的角度可以略大，但脊椎的生理曲線不能改變喔。

已，此時大腿跟身體呈現約一百一十度的角度，但因為脊椎仍維持自然的生理曲線，身體的重量依然是傳遞到坐骨，因此符合坐姿中心姿勢的原理，你可以用深呼吸測試，從呼吸是否順暢，來判斷姿勢是否正確。

〔狀況3〕沙發椅

掃瞄看影片

我去電影院看電影時，也是會將臀部塞到底，用標準的坐姿中心姿勢坐好，但常常後面的人會拍我肩膀說：「先生你能不能坐低一點？」因為我擋到他看電影了。看看四周，我發現看電影的人通常都坐得很隨意很放鬆，這種姿勢，就是很多人坐沙發的姿勢。

沙發的椅面通常都很深，所以就算努力塞，臀部也塞不到最裡面，這時候我們往後靠在椅背上，只有上背部能靠在沙發椅背上，下背部碰不到椅背會產生一個空隙，由於這個空隙無法撐住我們的脊椎，脊椎不是拉直的，肚子就掉下去了，這樣子就是「骨盆後傾」，也叫做「腰椎後凸」，這就不符合坐姿中心姿勢的原則，而且這種坐姿通常愈坐愈滑，你的身體一直往下溜。

那該怎麼辦？靠「沙發三寶」——靠背墊、腳踏墊及綁腿帶，讓你坐在沙發上時，能前有撐（腳踏板）、後有靠（靠背墊），雙腿不亂擺（綁腿帶），這時候坐的姿勢會非常穩定。不過記得起身時拿掉綁腿帶，不然可能會跌倒。

① 沙發三寶之一——靠背墊：

掃瞄看影片

掃瞄看影片

每個人家裡或多或少都有幾個抱枕或靠枕，但不一定每個都適合當沙發靠背墊，像我辦公室的靠枕就太軟，我靠上去身體一放鬆，呼吸還是悶的，它撐不住我的脊柱，所以我會拿另一個比較紮實的墊子來加強。我依照「坐下三部曲」——臀部塞到底、量身高、掛上去——的步驟坐下來後，覺得我呼吸變得順暢舒服，所以這才是合適的靠背墊。

大家可以先拿手邊有的墊子搭配組合，太軟的換比較不軟的，或太軟的搭配比較紮實的；椅面太深時，一個不夠就放兩個，如果手邊的墊子都不適合拿來當靠背墊，再去買新的。

如何選購靠背墊？如果要說哪個牌子比較好，我當然會說「身體智慧」的最好，因為我研發時要求腰靠的部位要有足夠支撐，同時必須能上下調整位置、前後調整厚度，如此才能因應每個人腰部的位置，以及適應每一款沙發椅面深度。

總之，需要自己去感覺及觀察靠背墊的大小及柔軟度是否適中，掌握一個大原則：好呼吸就是好姿勢，只要你靠上去，覺得呼吸順暢，這樣的靠背墊就是適合的。

一個合適的靠背墊就能避免椎間盤的退變，請勿輕忽。

② 沙發三寶之二——腳踏板：

腳踏板就是像火車上給乘客踏腳的斜斜的踏板，下面有止滑墊，當我們坐在沙發上，雙腳踩在腳踏板上，這樣的支撐感會讓我們坐得很穩，而且可以讓大腿跟小腿的角度略大於九十度，膝蓋也比較舒服。

許多人坐沙發時因椅面過深的關係，雙腳無法平穩踏在地面上，導致坐姿鬆垮，殊不知只要有一個腳踏板，整個姿勢就會改善很多。

這裡提醒一下，小板凳因為沒有傾斜度，不但沒有腳踏板的功效，還會讓膝蓋高過髖關節，導致腰椎後凸，所以請勿用小板凳代替腳踏板。

③ 沙發三寶之三——綁腿帶：

不少人坐沙發都有不對的姿勢，比方說盤腿、把腳「架」在沙發上，或斜靠在椅背上看電視，或把腳放到茶几上，或是翹二郎腿。怎麼矯正這些壞習慣？就是用綁腿帶把腿綁起來！

綁的位置大約在大腿靠膝蓋的地方，綁的鬆緊範圍大約是與髖同寬，不必綁太緊，以「綁好後拳頭可以伸進去」為準。

使用綁腿帶並不是要你去依賴它，而是要協助你改掉坐下來時雙腳的不良動作，讓身體記住正確坐姿的身形，配合運動糾正錯誤的筋膜形態，加上將良好坐姿內化於心成為你的反射行為，等到你坐各種椅子都能維持好姿勢，就不需要再用綁腿帶了。

不過長時間外出時最好還是帶著綁腿帶，我平常都會隨身攜帶綁腿帶放在包包裡，在搭火車、高鐵或飛機等長途旅程時，就拿出來讓自己能維持良好的坐姿，即使閉起眼睛打個盹睡個覺，也一樣能「坐如鐘」。

打電腦的坐姿

掃瞄看影片

現代人工作休閒都離不開電腦，久坐打電腦，姿勢不對很傷脊椎，如何在電腦桌前維持好姿勢？請先按照下面幾項準則，確認軀幹跟大腿，以及膝蓋的角度是否正確。

一、坐姿維持關鍵九十五度：

電腦桌前有一個很關鍵的坐姿角度，就是在脊椎自然延伸的狀況之下，軀幹和大腿要呈現九十五度。

端正的坐姿不是應該九十度嗎？這是因為面對電腦螢幕時，九十度太挺了，即使有工具輔助，肌肉也容易感到疲倦；若大於九十五度，因為眼睛要看著電腦螢幕，很容易低頭壓脖子或是駝背，讓眼睛可以直視螢幕，所以九十度及大於九十五度都不妥，相對來說，九十五度是身體比較容易在電腦桌前維持正確坐姿的最佳角度。

維持這個角度的關鍵，就是坐在可以適當支撐背部的電腦椅上。市面上電腦椅很多，大部分電腦椅為了讓使用者坐得舒服，不是椅面過深，就是椅背可後傾至一百一十度，但坐得舒服往往就無法維持正確坐姿，而且身體後傾一百一十度，打電腦的距離就太遠了，容易造成脖子向前伸出去的烏龜脖，也容易駝背。

關於如何選擇電腦椅，可以掃瞄下面的QRCode，在線上觀看影片，我有非常詳細的說明。

掃瞄看影片

二、膝蓋角度大於九十度：

久坐族常有下肢血液循環不良的問題，使用腳踏板可以改善這個問題，因為當雙腳踩在腳踏板的斜面上時，膝關節的角度可以大於九十度，增進膝蓋血液循環，同時幫助坐姿更穩定。此外，座椅如果有輪子而且可以輕易滑動，坐姿容易變形，讓雙腳感覺不舒服，這是選擇電腦椅時要注意的地方。

無論如何，久坐打電腦會讓人不舒服，根本解決之道還是要休息，起身伸展身體。市面上有一種電動升降桌，也是不錯的辦公室配備，我自己以及公司所有同仁，都有配有電動升降桌，讓我們電腦族能運用升降功能，坐久了就站、站久了再坐，搭配伸展運動，維持脊椎健康。

三、視線水平低於螢幕十至十五度：

螢幕高度決定視線高度，理想情況下，視線水平最好與螢幕的最上面一行字呈現水平，這樣看向螢幕中央大約只需要低頭十至十五度，不致傷害頸椎。

當螢幕不夠高，就會讓人圓肩、駝背、烏龜脖，降低視線來屈就螢幕高度，使用筆記型電腦時尤其容易出現這個問題，因此若螢幕沒有達到標準高度，請務必使用「螢幕架」或「螢幕懸臂式支架」來架高螢幕。

四、手肘與鍵盤呈九十五度：

許多電腦族習慣將鍵盤放在桌上打字，這樣非常不ＯＫ，因為當鍵盤及滑鼠放在桌上，我們的手腕就必須抬高並往前伸才能使用，而只要手腕高於手肘，手肘就會往外開，手肘一開，肩關節就無法放鬆，更不用說過度彎曲腕關節使用滑鼠，容易造成肌腱炎發生。

改善方式是使用「鍵盤架」，即使是一般桌子，也可以添購自行組裝的鍵盤架。座椅高度也要由鍵盤架決定的，調到肘尖高度跟鍵盤架差不多高或略高，手肘會自然地掛在肩關節下方，而肘角也是呈現大約九十五度。如果座椅有扶手，必要時可以讓手肘輕放在座椅扶手上稍作支撐。

要提醒的是，鍵盤架如果不夠大，放了鍵盤後沒地方放滑鼠，就要另外準備滑鼠架。此外，使用筆記型電腦的朋友，除了把筆電架高，也別忘了外接滑鼠跟鍵盤，讓自己維持好姿勢。

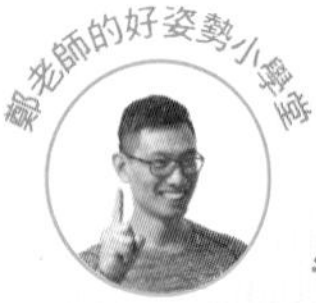

午休必備的午睡枕

電腦桌前有一點很容易被忽略，就是午睡的姿勢，要務必避免趴桌午睡。

午睡姿勢跟打電腦沒有直接關係，但坐著午睡就跟坐姿關係密切了，絕大多數上班族午休只能趴在桌上、枕著手臂或自備小枕頭午睡，但這樣會讓脊椎呈現C字型的凹脊椎狀態，更不用說壓著手臂睡覺，容易手酸、手麻。強烈建議使用可以調整高度的午睡枕，讓脊椎在午睡時也可以呈現延伸的狀態。（圖片請參考第一九八頁）

四種檢測法，確認電腦桌前保持好姿勢

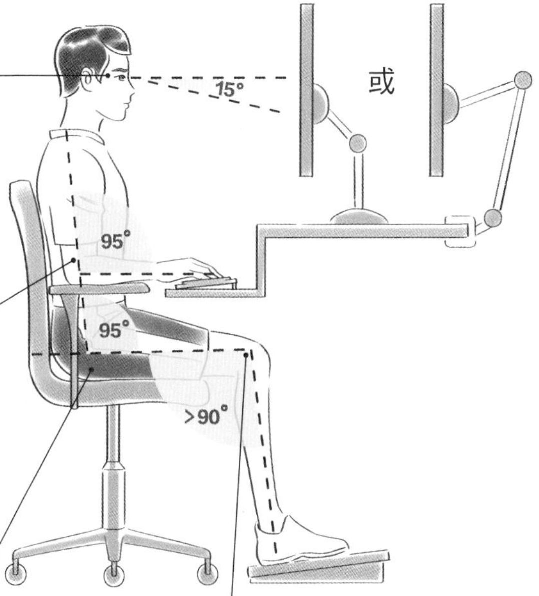

1

使用「螢幕架」或「螢幕手臂」：架高螢幕，讓視線與螢幕上緣呈水平，螢幕中央是往下低頭約10至15度。

2

使用「鍵盤抽屜」：手肘角度約95度，肘尖偶爾可靠在扶手上稍做支撐。

3

使用「人體工學椅」：椅背有足夠的支撐，使脊椎維持自然曲線，身體和大腿呈95度。

4

使用「人體工學腳踏板」：腳踏板斜面設計，可使膝蓋大於90度。

腳離地、坐姿抬腿的坐姿都NG

掃瞄看影片

雙腳擺放的姿勢對骨盆影響很大，只要腳離地的坐姿都是不對的，在不良坐姿中，「坐姿抬腿」尤其是「腰椎殺手」，千萬不可以出現這種姿勢。

所謂坐姿抬腿，就是坐著時把腿伸直伸長，比如放在茶几上、橫放沙發上，或者半躺半靠在床頭看電視。因為坐著的時候把腳伸長，會造成我們的「大腿後側肌群」緊張，牽拉到坐骨使骨盆後傾，導致腰椎後凸，衍生很多症狀。坐著時抬腿很舒服，但這是典型的「爽到筋艱苦著骨頭」，你以為這個姿勢沒問題，但就在你不知不覺中，累積了傷害、創造了症狀，問題會在日後陸續出現。

從坐骨往下延伸到膝蓋後側脛骨的肌肉就是大腿後側肌群，也就是「膕旁肌」。當坐著時倘若膝蓋彎曲、腳掌著地，這條肌肉會呈現短而鬆弛的狀態，但坐著時將膝蓋伸直，這條肌肉就被拉扯而緊繃。

當我們端正坐在椅子上時，是必須用坐骨坐的，也就是前面提過的「坐姿中心姿勢」，讓脊椎呈現微微的一個小弧度，這就是骨盆平衡的位置。當骨盆往前時叫「前傾」，往後則叫「後傾」，而坐著時如果把腳向前伸直，骨盆就會失去平衡，導致骨盆後傾。

這是因為坐骨不但是我們坐著時的底座，也是大腿後側肌群的起點。當我們坐正且膝蓋彎曲時，能夠保持骨盆的平衡，坐骨不會改變形狀，脊椎能呈現自然曲線，大腿後肌群也處於短而放鬆的狀態，並不會影響骨盆的平衡。

但當我們抬腿伸直，大腿後側肌群就會被拉緊，導致坐骨被往前拉、骨盆會往後傾斜，脊椎就呈C字型，此時全身腰椎後凸，重量壓迫在腰椎四、五節上面，就算可以靠在椅背上，因為脊椎仍然是C字型，全身四、五十公斤的重量依舊壓在腰椎四、五節，擠壓著椎間盤的軟骨。

大腿後側肌群的功能

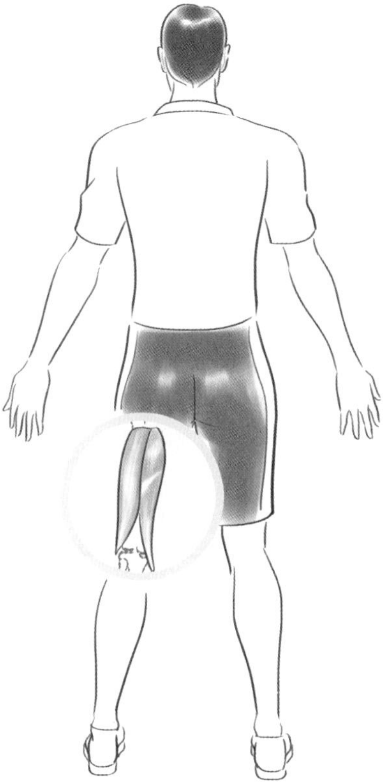

大腿後側肌群，也就是「膕旁肌」，位於大腿後側，是交叉在膝關節附近的肌群，主要負責控制膝蓋彎曲與大腿伸展的動作。

除非你是練軟骨功的特技人員，否則以目前上班族的狀態，大腿後肌群都是短而緊縮的，因此坐姿抬腿勢必會讓骨盆往後倒，腰椎承受很大的壓力，接著包括椎間盤變扁變薄、椎間盤突出，甚至椎管狹窄、脊椎韌帶纖維化等問題都會出現。

坐姿不對，一切都白費

坐姿與站姿相比，站姿較單純，我們只要想像量身高，「頂天立地」就可以了。坐姿則複雜多了，太多細節要留意，也因此，坐姿不對，一切都白費，看再多的醫師、用再多的醫療資源，都救不回脊椎，不可不慎。

坐著時，我們是靠背肌來調控讓身體向上延伸的量身高姿勢，可是因為骨盆被周圍的肌肉往後牽拉，所以背肌容易累，讓人覺得身體要放鬆下來才舒服，但這樣做就會壓到頸椎，背部椎間盤會出問題，筋膜也會失去張力。

而且放鬆背肌，骨盆就會撐不住，造成腰椎後凸，這時如果深呼吸，就會覺得呼吸悶悶的；有人則是背肌繃得太緊，以致背肌內凹、胸肌凸出，這時候深呼吸，也是悶悶的。

另外，坐著時髖關節只要一打開往外拉，叫外展，就容易骨盆後傾，愈坐身體會愈往下滑，成為很不良的坐姿。

為了不讓上半身鬆垮下來，我們需要背肌提供一個往上的力量支撐脊椎（但不能用力過度），下半身則需要一個往內合攏的力量維持雙腿與髖同寬。但欠缺運動的人，常常背肌與臀肌都無力，整體的筋膜形態就是一個鬆垮、失衡的狀態，如果你發現自己無法維持坐姿中心姿勢，就是身體在告訴你，該運動鍛練肌力了。歡迎參考我的上一本著作《健康，自脊來》，有非常詳細的脊椎運動教學。

第八章

安然入眠，臥如弓

人生有三分之一時間在睡覺，但另外三分之二清醒時間的生活品質，卻被這三分之一所影響。很多人因為腰酸背痛、筋骨疼痛問題難以成眠，如何能夠睡得好？睡眠品質與睡姿是相輔相成的，其中的重要關鍵，就是我們睡覺時，身體也要保持延伸，讓脊椎維持正常生理曲線。

佛家所說的「臥如弓」，是指睡覺時側右邊睡，右手曲起來當枕頭，左手平放在腿上，髖關節與膝蓋微微彎曲，雙腿微弓，雙足相疊，佛家認為這種睡覺姿勢能讓人身心安穩，名為「吉祥臥」，許多臥佛佛像都是這種臥姿。而從健康促進的角度來看，這樣的睡姿能讓我們躺著的時候脊椎不變形，與脊椎保健的中心思想不謀而合，古人的確很有智慧。

睡姿不良，當然腰酸背又痛

我在演講及上課時都再三強調立行坐臥身體都要保持延伸狀態，不少學員困惑：睡覺時怎麼「延伸」？其實只要想像睡姿就是躺平的站姿，你怎麼站就怎麼躺，這樣就不難理解睡覺時該如何保持身體延伸。

我們在站立身體延伸時，人體會有一個自然的身體曲線，頸椎、胸椎、腰椎各有其彎曲的弧度，我們睡覺時也要在身體延伸的狀態下躺平，脊椎才能保持正常生理曲線，不會受到擠壓。

有的人旅遊度假時喜歡睡吊床，但躺在吊床上，由於臀部比較重，身體會呈V字形，脊椎原本的曲線消失了，並不是一個好睡姿，只能偶爾為之，不能常常如此。

睡覺一定要躺在平坦的床面上，而且一定要用枕頭，因為不睡枕頭，頸椎就得不到支撐。好的枕頭能讓你躺平時，維持跟站立時一樣的脊椎弧度，枕頭不對，脊椎可能會睡歪。想睡得好又不傷脊椎，首要之務就是選對枕頭！

選對枕頭，提升助眠力

掃瞄看影片

在第五章教大家正確的站姿時，我曾提過，站姿正確時，額頭與下巴是成一直線的，呼吸會非常順暢。這一點也同樣適用於臥姿，大家可以藉此覺察自己平躺的姿勢是否正確。

試躺枕頭時，讓枕頭下緣靠近肩線，並記得在「量身高、好呼吸」的原則，呼吸看看，如果呼吸順暢就是合適的枕頭。試躺不同枕頭時，可請家人拍照看看，了解合適與不合適枕頭之間的差別。

雖然成語說「高枕無憂」，但睡高枕非但不能無憂，還會製造一堆問題。因為枕頭的高度決定頸椎骨頭的排列型態，枕頭高度不對，頸椎就失去原來的彎曲度。枕頭太低會變得像在仰頭；枕頭太高，睡上去會又變成像在低頭；而且無論低頭或仰頭，你的額頭與下巴都不在一直線上，呼吸也會不順暢。

有人睡人體工學枕，以為萬無一失，但脖子下面墊得太高，造成額頭低於下巴，這樣呼吸是不順的；還有一種情況是人體工學枕太高，你頭部整個被托高，雖然從側面看，額頭下巴是一直線，但耳朵與肩胛骨高低落差太大，這樣呼吸同樣無法順暢。躺平時，耳朵跟肩膀的距離，必須跟站立時差不多，呼吸才會順暢不悶。

高度合適的枕頭，躺下去時不但能托住脖子，讓額頭下巴呈一直線；從側面看，你耳朵跟肩膀的距離，會跟站著時幾乎相同，而且你能順暢的呼吸，這個枕頭就是適合你的枕頭。

選枕頭，高度真的很重要

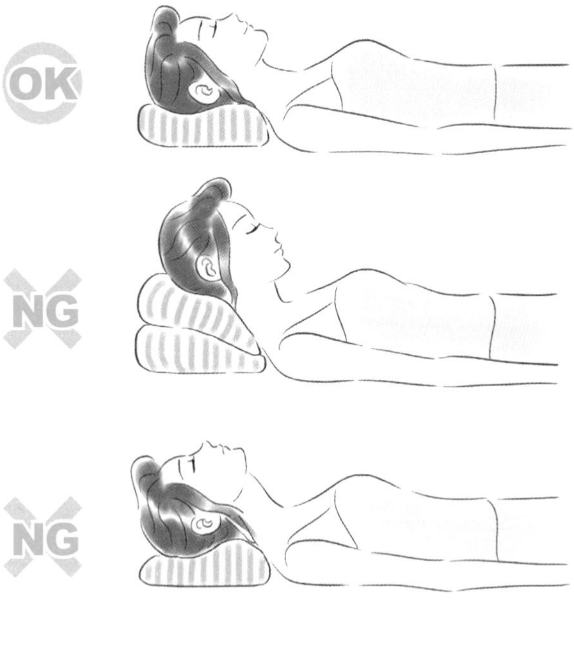

枕頭主要是支撐頸椎。太高的枕頭會使頭部前傾（中圖），太低的則會使頭部後仰（下圖），導致頸椎過直或過彎，不可輕忽。

選枕頭這件事困擾很多人，也常常有學員問我是用什麼樣的枕頭。我個人偏好有弧度的人體工學枕，但選枕頭沒有標準答案，總之，就是要經過試躺，記住「好呼吸等於好姿勢」，「好呼吸」就是選枕頭的準則！

仰睡的枕頭這樣選

如何知道自己適合睡多高的枕頭？可以按照下面的步驟進行測試。

1. 靠著牆壁，用標準站姿（量身高、身體向上延伸）站好，額頭跟下巴呈一直線。
2. 想像牆壁是床，頸椎後面有弧度的頸彎與牆壁之間的空隙，就是我們仰睡時，枕頭應該托住填滿的空間。
3. 請家人幫忙測量並拍照，讓你知道頸彎與牆壁之間空隙有多大。

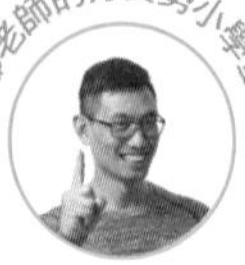

駝背者宜選較高較厚的枕頭

駝背的人挑選枕頭要特別留意。因為駝背會讓人的肩膀往內捲，躺在床上時，由於肩胛骨無法貼著床面，會造成後頸與床面之間的空隙特別大，即使以量身高的方式將身體延伸，改善也有限。一旦枕頭太低，睡上去頭會仰得很高，這時候呼吸是不好的狀態，因此駝背的人需要且比較高比較厚的枕頭。

但要注意，千萬不能拿量出來的高度直接去買枕頭！買枕頭一定要試躺，不能光用眼睛看高度，因為每種枕頭柔軟度不同，我們頭部枕上去後，頭部的重量會讓枕頭微微下陷，所以枕頭的高度要以躺上去後為準，可以容許高出一、二公分，或者容許額頭略高於下巴水平線五度左右，但再多就不行了，否則會變成屈曲頸椎在睡覺。

一夜好眠的側睡法

只要枕頭對、姿勢對，仰睡一般不會有什麼問題。但仰睡好用的枕頭，側睡就不合用了。

因為從仰睡改變姿勢成為側睡時，

以靠牆法選擇仰睡枕

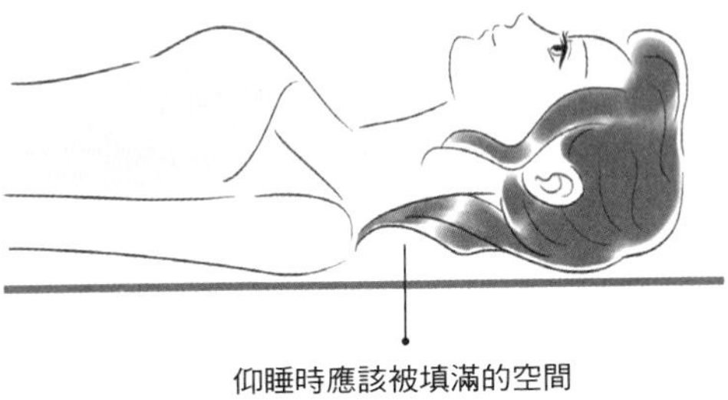

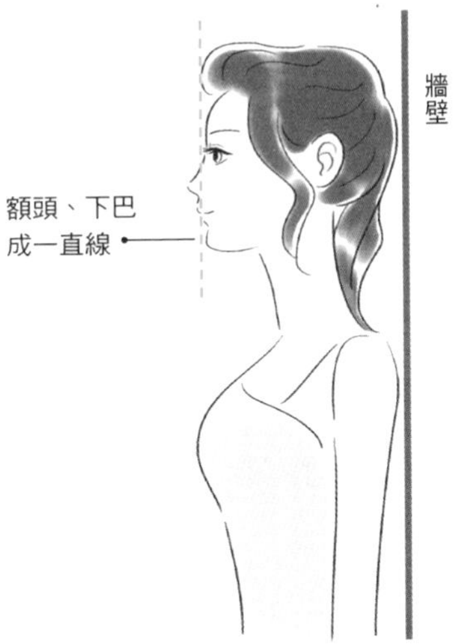

有仰睡習慣的人，可以用靠牆測量的方式，模擬出適合自己枕頭的高度（右圖）。後腦及脖子與牆壁間的空隙，就是枕頭的高度。

肩膀到頸部的距離會大於枕頭高度，枕頭托不住脖子、支撐不住頸椎，耳朵跟肩胛會擠在一起，呼吸不順暢，脖子跟肩膀也不舒服；加上人體因為臀部大膝蓋小，側臥時姿勢不容易穩定，很多人因而會不自覺地將在上面的臀部及大腿往前滑，變成側趴睡。很多人喜歡用這個姿勢睡覺，卻不知這是傷脊椎的不良睡姿。

關於側趴睡會傷害你脊椎的原因，在下一段會有更詳細的說明。現在先告訴你，側睡時該如何將枕頭「躺好躺滿」呢？這時你需要做兩件事，一是調整枕頭高度，二是養成良好睡姿。

方式一　調整枕頭高度

你可以自行加工改變枕頭兩側高度，讓你好好側睡。該怎麼加工？在枕頭兩邊墊書或毛巾，就能創造出符合側睡所需的枕頭高度。

習慣側趴睡，傷腰又傷脊椎

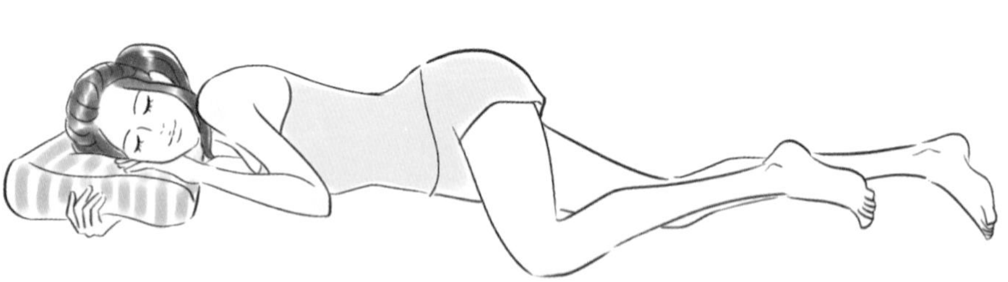

側趴睡是指側睡側過頭變成側趴，導致一側的肩頸受到身體壓迫，而且上方那隻腳會向下滑，而帶動腰部變歪。

要注意的是，枕頭內的書或毛巾還是有移位的可能，因此只能是權宜之計；而且墊書或毛巾的缺點就是每晚可能都要確認調整位置。然而側睡時高度不對，危害更大，不可馬虎將就。

1. 先墊一本書或一條毛巾，躺上去後先仰躺，確認在枕頭兩邊墊東西不影響中間仰睡的高度，再側躺感覺枕頭高度適不適合。
2. 如果不夠高，再多墊一本書或一條毛巾調整，確認高度ＯＫ後，拉開枕頭套的拉鍊，把書或毛巾放進枕頭套裡面，比較不容易移位。

方式二 養成良好的側睡睡姿

解決枕頭高度的問題後，如果沒有好呼吸及好姿勢配合，呼吸還是會悶，脊椎還是處於被擠壓的

鄭老師的好姿勢小學堂

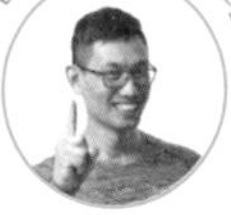

仰睡與側睡兩用的人體工學枕

只有少部分人可以一覺仰睡到天明，夜裡翻身側睡是難免的，建議購買仰睡側睡雙用枕，也就是中間低兩邊高的人體工學枕，兼具仰睡及側睡兩種高度。不過這種枕頭仰睡的高度跟側睡的高度比例是固定的，無法調整，未必適合每個人。

我心目中理想的枕頭是仰睡高度與側睡高度可以依使用者的需求自由調整，才符合人體工學。

狀態，所以你一定要有自我覺察的意識，保持良好的側睡姿勢。而這樣的睡姿，就是佛家說的「吉祥臥」。

1. 側睡時睡高度適合的枕頭，讓耳朵跟肩膀不會擠在一起，呈現開展的狀態。
2. 貼在床上的手放枕頭旁邊，另一隻手擺放在胸前。
3. 雙腿上下併攏。

側趴睡是嚴重傷脊的壞姿勢

掃瞄看影片

在側睡時，你的髖關節可以放鬆，雙腿也可以彎曲如弓，但不能改變脊椎原本的生理曲線，脊椎絕對不能弓，脊椎如果出現弓狀的弧度就是變形了。在上面那隻腿也千萬不可往前滑下去貼著床面，變成側趴睡，讓上半身擠壓頸椎及肩胛，下半身壓迫腰椎扭轉骨盆，這樣對脊椎的殺

好好側睡，睡好覺

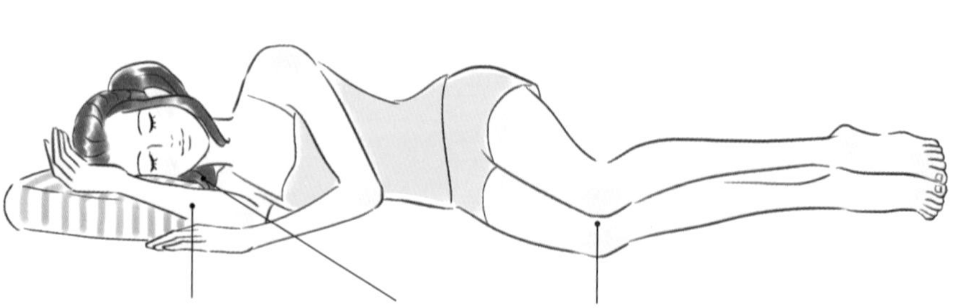
雙手分別放在
枕頭旁與胸前
枕頭不會讓耳朵
和肩膀擠在一起
雙腳上下併攏

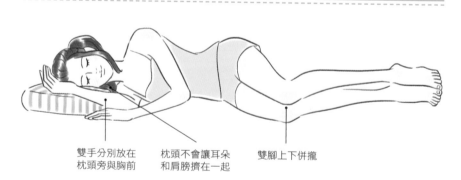

傷力很大。

側趴睡時肩胛會被擠壓，如果把這種橫躺的睡姿變成直立的姿勢，可以明顯看出這是一個扭曲的姿勢，是你平時站立或坐著時都不會有的姿勢，所以睡著時也不可以出現。

如果從背面看肩胛骨的位置，會發現側睡時肩胛骨大致和床面垂直，但側趴睡時則歪掉了。

側睡時，你的骨盆和腰椎沒有旋扭，骨盆也不會前傾。但側趴睡時，腰臀往前挺出去又扭轉，這種向前的拉力讓肌肉兩側一側被扭轉，另一側被拉開，腰部後面小面關節的另一側也受到卡壓，讓周圍肌肉處於不正常狀態。加上如果你側趴睡都習慣以某一側為主，肌肉筋膜的形態會左右失衡，起床後你等於穿上一件不平衡的緊身衣在生活，在這種情況下，骨盆歪斜、脊椎側彎以及後續的症狀是在所難免的。

很多人一開始會覺得側趴睡讓背部很舒服，這是因為背部朝上沒有被擠壓，但這個時候腰椎因為被擠壓、旋扭，承受很大壓力，所以你起床後會覺得腰部不舒服，包括肩膀酸痛、五十肩、膏肓痛、腰痛……，都是這樣睡出來的。我常開玩笑的說，正確的側睡姿勢是「臥如弓」，側趴睡則是「臥如蝦」了，你是要像臥著的佛像優雅的側躺，還是要像煮熟的蝦捲起來？

把呼吸覺察放進睡姿裡，側睡呼吸是順的，但側趴睡時連內臟都扭曲，橫隔膜都不能正常移動，呼吸絕對是悶的，只要呼吸悶，就表示頸椎、肩胛、腰椎排列異常，受到扭曲及壓迫。

有沒有方法防範睡著後從側睡變成側趴睡？有的，就是兩腳中間夾一個抱枕，避免上面的腳下滑到床面。

但也有可能翻來翻去抱枕不知不覺就跑掉了，因此我建議睡前靠著自我覺察來建立正側睡的習慣。由於睡前通常我們不會一上床就睡著，所以無論仰睡還是側睡，在還沒睡著前都先深呼吸幾次，感覺呼吸是否順暢？若是呼吸順暢，就可以安心睡覺；呼吸不順，就是睡姿不對，調整後再安心入眠，幾天下來，就會養成好的睡姿習慣。

睡姿貼心叮嚀

有人說，側睡不能側左邊，會壓迫心臟，這是指你在側趴的擠壓狀況下會壓到心臟，呼吸悶著對心血管也不好，所以是不良睡姿，而且不管側左或側右都不可以。但我認為，如果姿勢正確，其實側左睡或側右睡都可以。不過如果心臟有問題，還是儘可能避免側左邊睡。

再叮嚀一次：即使上床睡覺，也要保持量身高、將身體延伸的狀態，以仰睡為主，側睡其次，而且可以左右兩邊輪替。有好的工具（枕頭），再上養成覺察的好習慣，睡前確定呼吸順暢，就可以安心地、舒適地，面帶微笑地入睡。

此外，選擇床墊也與睡眠品質密切相關，限於篇幅，請大家掃瞄下面的QRCode，觀看我詳細解說的影片，就可以充分了解其中訣竅。

掃瞄看影片

祝大家一夜甜睡！

01

〔學員心得分享〕

姿勢對了，疼痛減大半

薛月昭，五十一歲
二〇一七年台北上課，
脊椎強背術二日班學員

我在二〇一六年上半年檢查出脊椎滑脫，醫師幫我拉腰，本來只是微微酸痛，但拉腰愈拉愈糟，臀部左邊整個酸痛，久坐之後站起來，有時沒辦法馬上行走，必須撐著走走停停，走一段路之後才會不痛。我到醫學中心先後看了復健科、骨科、神經外科，都沒解決問題。

那時我不知道該怎麼辦，上網以「脊椎」搜尋資料時，跳出來雲龍老師的影片，以及他的書《健康，自脊來》的資訊。看書後，我有了方向，了解脊椎滑脫可能是長期姿勢不良所致，於是我報名上課。本來以為老師會針對每個人的症狀幫忙整脊，結果老師說，他不是要幫大家整脊，而是要給大家正確的觀念及方法幫助脊椎健康起來，他說：「只要姿勢做對，疼痛至少減半。」

真能如此？我懷抱期望，從上課第一天起，立行坐臥我完全按照老師教的做，還買了老師的人體工學椅，在家我不坐別的椅子，只坐這張椅子。但我是帶歐洲團的導遊，沒帶團在台北時，我能做好老師交代的功課，帶團出國時，雖然隨身攜帶摺疊式瑜珈墊，可是歐洲飯店房間很小，身體伸展困難，加上我每天都很早開始工作，沒有空間也沒有時間運動，我能做的，就是時時保持對的姿勢。

總的來說，老師的要求我無法做到百分之百，至少也做到百分之七、八十，沒想到這樣效果也很大，真的就像老師說的，姿勢對了，疼痛就能減輕，而且不只減一半！如果說疼痛指數滿分是十，原本我的疼痛指數可能到達八、九，上完課後差不多四個月，我的疼痛指數大概只剩下一、二了，現在我的疼痛指數幾乎是零，只有嚴重姿勢不良或搭飛機時間過長，標準姿勢跑掉了才會不舒服，但疼痛指數都不會超過二，真是太謝謝老師了。

過去我有上健身房運動的習慣，現在太忙沒空跑健身房，但我發現，做老師教的運動，身體整個伸展開來，比去健身房流很多汗還棒，老師的課太值得了！

02

立行坐臥做好，後面問題就少

黃耀君，四十七歲
二〇一七年台北上課，
脊椎強背術班二日班學員

我是從網路上YOUTUBE的影片認識雲龍老師的，我欣賞老師從健康促進的角度，鼓勵大家透過自身努力改善身體狀態，因為我是營養師，我的工作也是鼓勵大家認識自己的身體，透過好的食物保健身體，不要依賴醫療，畢竟最好的醫師是我們自己。所以我對老師「靠自己變健康」的模式非常感興趣，我常常看老師的影片執行老師教的動作，引發上課動機，希望進一步了解老師的授課精華。因此長年在大陸工作的我，利用休假時回台北上課。

上課我有兩個很大的收獲，一是看老師的影片做動作，有時無法掌握細微處，但這些細微動作往往對身體有重要保護效果，沒有老師在課堂上提點，會抓不到訣竅；二是課堂上我學到正確的呼吸方式，這也是看影片比較學不到的。

雲龍老師的課開啟我們對健康的覺察能力。身體需要動的地方很多，上完課後，每天除了強背運動，我還會做一些強度大些的進階運動。我沒有嚴重的脊椎毛病，但我很關注人隨著年紀增加肌力會慢慢流失的問題，老師讓我們意識到，要適時叫醒哪一塊肌肉、用什麼方式叫醒，像我就會特別鍛鍊臀大肌。

立行坐臥做好，後面身體的問題就少，對工作也是助力。我演講時需面對群眾，形象、體態很重要，我在電視上看到一些營養師，坐著翹腳站著駝背，降低了專業說服力。這個情況投射到各行各業也是一樣，一個人如果站姿坐姿走姿都很好，對事業及人生絕對有正向的幫助。

03 練好基本功，身體一直進步

陳繪竹，五十七歲
二〇一七年台北上課，
脊椎強背術八週班學員

我經年累月腰痛，只是大痛跟小痛的差別而已，三、四天就得吃一次止痛藥，不然上床後無法睡覺，翻身就痛，早上起床身體都很僵硬。剛開始腰痛時看醫師，醫師說我骨架很好，但沒有肌肉支撐，必須運動，我因此去外面找教練上課，養成運動習慣，每次運動後腰痛會稍微好些，但沒幾天又回到原點。

後來朋友發現我腰痛嚴重，說她上過雲龍老師的課，很有用，建議我試試，於是我報名上課。有一次課堂上做捲體向下的動作，我一做就知道糟了，跟以前我腰閃到的感覺一樣。老師了解我的情況後，告訴我，我椎間盤突出，不能做捲體向下這個動作，換比較柔和的動作給我做。那時我才知道，原來我長期腰痛是椎間盤僵硬造成突出，而且突出的情況很嚴重，摸都摸得出來。於是我每天早晚都做老師交代必做的強背運動，一個星期後就發現酸痛緩解了。

上課時老師教到坐姿時，我恍然大悟，我以前都是坐在腰椎上，不是坐在坐骨上。以前我很困惑，醫師說我沒有肌肉需要運動鍛鍊肌肉，我就乖乖找老師帶我運動，飲食我也很留意，為什麼腰痛就是改善不了？原來「姿勢」是關鍵！醫師只說我需要運動，但並沒有告訴我坐姿要正確，腰椎才不會一直被壓迫。

我時時留意立行坐臥保持好姿勢，走路怎麼走、沙發怎麼坐、打電腦要注意什麼，我都乖乖聽話，並用靠背墊、腳踏板打造符合人體工學的生活及工作環境。我覺得身體一直在進步，過去姿勢不正確，運動事倍功半，現在上外面的運動課得心應手，由於身體柔軟許多，以前做不到的動作都做得到了。以前上完運動課，腳步沉重，回家直接躺平，隔天起床全身酸痛；現在上完運動課步伐輕盈，隔天起床不酸不痛，真的進步好多。

04 擺脫整脊生涯

符敦國，四十一歲
二〇一七年台北上課，
脊椎強背術二日班學員

我的職業是講師，不是久坐在電腦前就是久站在講台上，肩頸因長期使用電腦有上交叉症候群，上課站久了就腰酸背痛，疼痛反覆發作，而且愈來愈頻繁。痛定思痛，我第一個想到的就是去上雲龍老師的課。在講師圈，雲龍老師風評很好，是值得信任的老師。

上課後我才知道，除了上交叉症候群，我還因站姿不對造成骨盆後傾。我常被身邊的人提醒要「挺胸縮小腹」，但常常挺胸時肚子也挺出來，縮了小腹就駝背。原來要站得好，恥骨、骨盆都得擺對位子，但平常我們說「抬頭挺胸」，沒有一個字跟恥骨、骨盆有關，從沒想過骨盆擺正，抬頭挺胸自然就正確了。

學會正確站姿後，很多人問：「你是不是瘦了？」其實我沒瘦，我想是因為我現在站立時姿態挺拔，不再垮垮地還腆著肚子，所以大家覺得我瘦了。現在我不時提醒自己縮下巴、不聳肩、不駝背……，講課時則在筆電上貼便利貼，提醒自己「抬頭挺胸縮下巴」。不只站姿，立行坐臥我都時時提醒自己姿勢要正確。

效果立竿見影，我疼痛症狀大幅改善。以前我一個月整脊一次，疼痛頻繁時每週都去跟整脊師報到，但上完課後，我可以幾個月才去一次，我的目標是努力創造健康，擺脫整脊生涯。

我上完課後，定居國外的兩個阿姨回台探親，老人家難免有筋骨問題，我出學費送兩個阿姨和媽媽去上雲龍老師的課，三老本來不樂意，我再三遊說她們才勉強去上課，結果三老對老師讚不絕口，說老師教得好對老人家又有耐心，上完脊椎強背術課程，她們還「相揪」去聽老師不同主題的講座。能讓老人家走出家門提升自我，是我上老師課的另一個收穫。

05

上八週課，用一輩子

張吉宏，六十八歲
二〇一七年台北上課，
脊椎強背術八週班學員

我長期下背疼痛，退休前我在美國生活工作，每次回來長時間坐飛機都很痛苦。退休後回到台北，有一次在YOUTUBE上看到雲龍老師的教學影片，覺得對我好像有用，我又去買老師的書《健康，自脊來》來看，在家自學，發現有效，決定報名上課，好好跟老師學。

我上八周班課程，每週有既定進度，上課時老師循序漸進教課，動作沒做好老師會當場糾正，直到做對。回家按表操課練習，有問題立即在群組裡問老師，下次上課時先複習上一堂的內容，再教新東西，我很喜歡這樣的上課步調及氛圍。而持續八周每天不間斷做強背運動，課程結束時也養成習慣了，一天不做身體就不舒服。

上課一段時間後，朋友說：「奇怪，你好像變年輕了。」我自己也明顯感受到身體變年輕，每天神清氣爽，睡眠也因睡前做伸展運動而一夜好眠，最棒的是，我終於擺脫困擾我多年的下背疼痛，以前背痛看醫師、復健、針灸，都沒有效。上老師的課，才知道不能光靠醫療，過去沒人告訴我應該強化肌肉，上課有人盯著我每天做強背運動，肌肉有力量後，背就不痛了。

以前觀念不對、姿勢不對，碰到雲龍老師，就像遇到貴人，老師的東西很有用，學會後一輩子跟著你。上八週課，用一輩子，上老師的課太值得了，而且你有這個知識，不但對自己的身體有幫助，還隨時可以幫助別人。

Chapter 3

扭轉劣勢 創造健康

搶救變形受損受傷的脊椎，不僅要留意立行坐臥姿勢正確，也不能輕忽生活中我們每天都會重覆多次的動作，比如彎腰、蹲下、由站而坐、由坐起身、上下樓梯等，這些動作我們通常都有習慣的行為模式，模式不正確，就會不斷對脊椎、膝蓋製造傷害。

彎腰怎麼彎？蹲下怎麼蹲？坐下去怎麼坐？站起來怎麼站？爬樓梯怎麼爬？下樓梯怎麼下？魔鬼藏在細節中，這些我們習以為常的生活動作，有很多眉眉角角要留意。我們要喚醒髖關節，學會用屈髖代替彎腰、熟悉髖膝如何連動，把屈髖概念及動作模式應用在生活中，才能保護脊椎不受傷。用對的方式坐下、起身、爬樓梯、下樓梯，則是確保膝蓋不受傷的法門。

好姿勢，救自脊，扭轉劣勢，才能創造健康！

第九章

打開緊繃髖關節，行動自如不卡關

「不為五斗米折腰」是東晉詩人陶淵明辭官歸隱山林留下的名言，雖然旨在表達他不願為俸祿對上司逢迎拍馬，但「不折腰」卻是每個人都應該養成的好習慣，為什麼？因為折腰，對陶淵明來說是失了風骨，但對身體而言，則是壓迫腰椎的壞姿勢。

彎腰是前傾身體的動作，雖然叫做「彎腰」，但不能真的彎腰！前面教立行坐臥這些基本功時，曾一再提醒大家，身體無論怎麼動，都必須保持脊椎原有的曲線，而彎腰是把脊椎往下折往下壓，改變了脊椎的曲線，也讓脊椎受外力壓迫，椎間盤很容易變扁變薄、長骨刺、退化，甚至椎間盤突出。

要避免椎間盤受到前彎重量的擠壓，就必須以屈髖取代彎腰、以髖關節為轉軸取代以腰椎為轉軸，才不會傷腰！

喚醒髖關節

掃瞄看影片

大家知道髖關節的位置在哪裡嗎？懂得如何驅動髖關節嗎？髖關節就是大腿骨跟骨盆相連接處，讓我們來找到這個位置吧！

方式一 抬起左腳，尋找身體左側凹洞點

請以量身高的做法，將身體向上延伸，然後左腳往後延伸，在左腳腳尖點地的時候，以左手從身體側面到側後方，往上可以找到一個凹洞點，這個凹洞點在你抬起膝蓋時會凸出來，這個位置就是髖關節的位置。

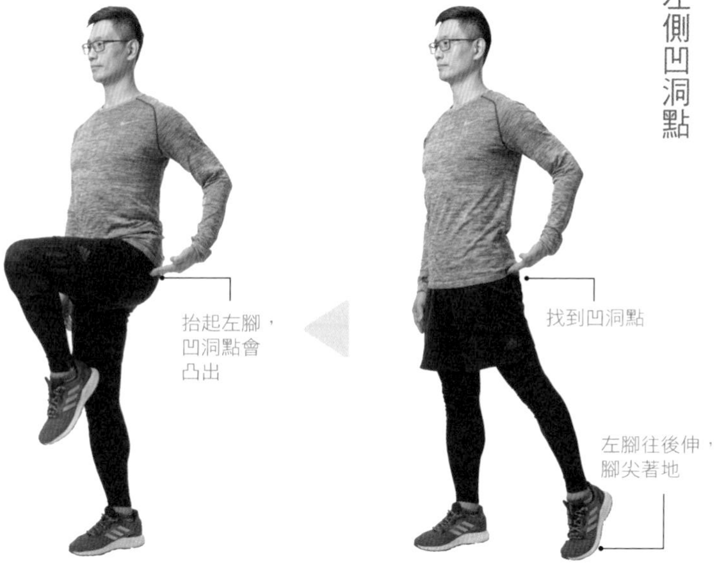
抬起左腳，凹洞點會凸出
找到凹洞點
左腳往後伸，腳尖著地

站立時左腳往後延伸、腳尖點地，在左臀側面可以摸到一個凹洞點（右圖）。此時抬起左腳膝蓋，凹洞點會凸出來（左圖），此處就是髖關節。

方式二　從恥骨處尋找

腹股溝的最底下是恥骨，髖關節跟恥骨差不多就在相同水平線上。

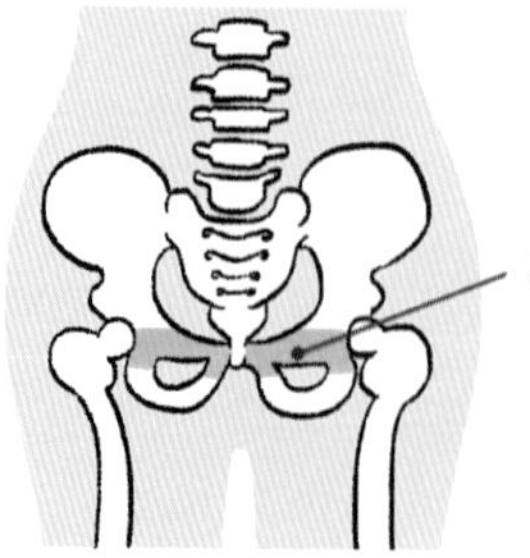

鄭老師的好姿勢小學堂

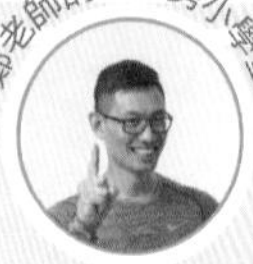

腰的位置比髖關節高

從下面兩張圖，可以清楚看出腰與髖關節高度的差距。

腰跟肚臍等高（左圖），髖關節位在大腿跟骨盆交接的地方（右圖），位置相差很多。

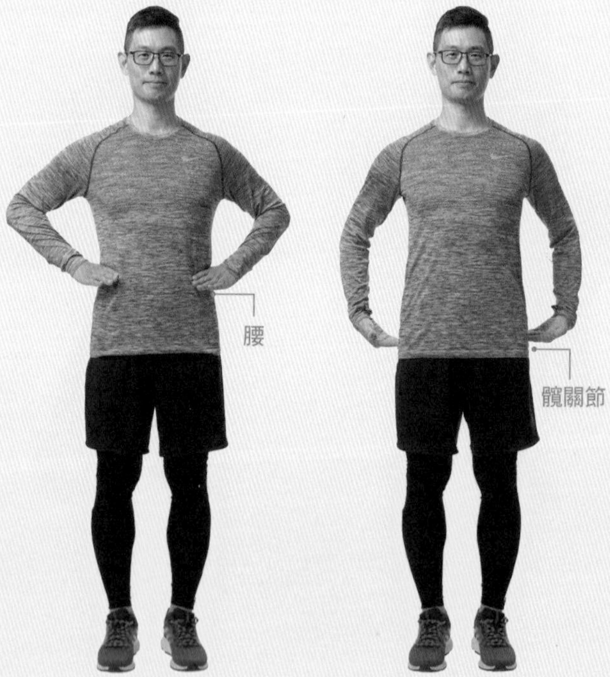

啟動髖關節

髖關節有兩種活動方式，一種髖關節以下的大腿骨迴轉動作，也就是大腿抬起靠近軀幹，像抬腿、踢球都屬於這一類動作，是大家都很熟悉也很容易做到做好的動作。

但另一種髖關節以上的軀幹活動，像是骨盆向前傾、向後傾，以及是彎曲上半身去靠近大腿的動作，大家比較不熟悉也並不容易做好，我們要練習的就是這一部分。

以下數種練習的目的，是讓我們的身體熟悉如何以髖關節為轉軸來前傾上半身。臀部往後推之後，請用心感受大腿後方的筋被拉長，以及臀部繃緊、肌肉被拉開的感覺，有感覺，才表示做對了。

1 屈髖練習

1

站在餐椅後方，兩腳打開與髖同寬，腳尖朝正前方，雙手扶在椅背上。

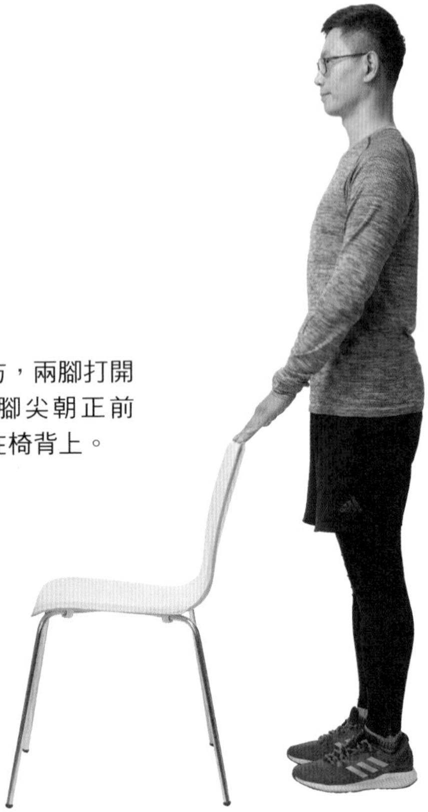

小叮嚀

雙腳不必站得太開，標準站姿就是將雙腳打開跟髖同寬即可。

2

以量身高的方式，將身體向上延伸，屈髖將臀部往後推。

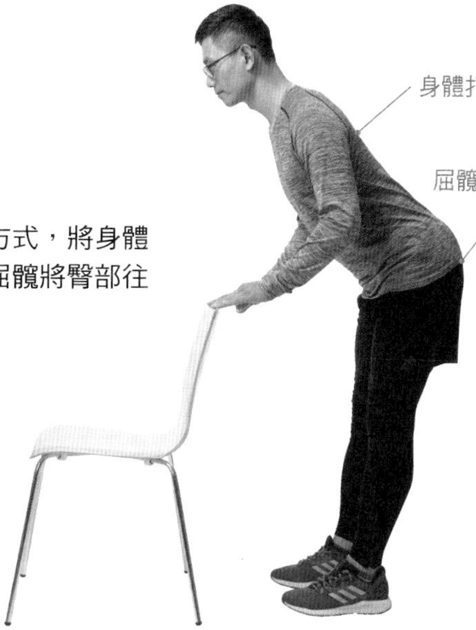

小叮嚀

- 動作正確時，臀部會在踝關節的後方。
- 在反覆練習「雙手扶著椅背上方，身體打直、臀部後推、回正」的過程中，你會感受到，原來這就是軀幹靠近大腿的活動、這就是啟動髖關節的重要意識！

NG

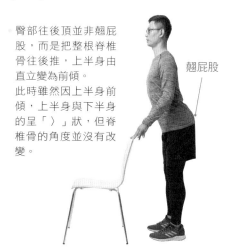

- 臀部往後頂並非翹屁股，而是把整根脊椎骨往後推，上半身由直立變為前傾。
此時雖然因上半身前傾，上半身與下半身的呈「〉」狀，但脊椎骨的角度並沒有改變。

- 臀部往後延伸推出去時，背部要打直，千萬不要駝背再臀部後推，或是臀部後推之後就駝背。
當我們上半身前彎靠近大腿時，請記住，軀幹一定要保持延伸，不改變脊椎的角度，只改變髖關節的角度。

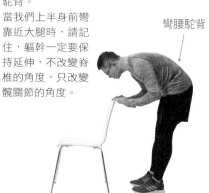

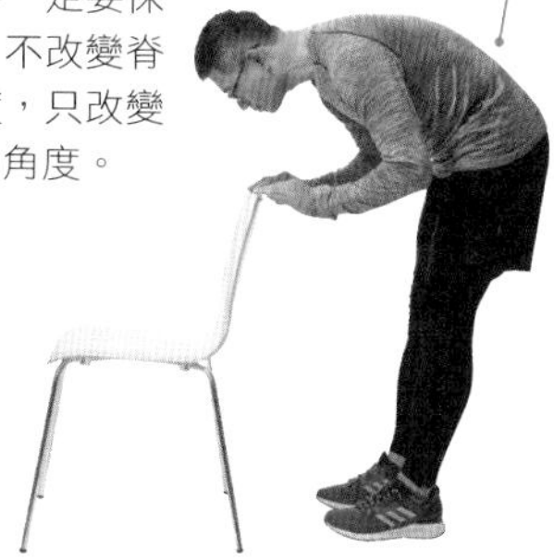

屈髖加屈膝，髖膝一起連動

生活中需要身體向前傾時，我們不能只動髖關節，因為髖關節、膝關節、踝關節為相互影響的連動關節，如果只動髖，腰背肌肉必須承受很多重力，負荷很大，腿筋很緊的人也容易受傷，所以光啟動髖關節是不夠的，還要配合彎曲膝蓋，讓膝蓋保持彈性。

以下介紹的髖膝連動練習，所進行的兩個步驟其實是連續動作，之所以分解練習，是要讓大家熟悉在髖膝連動時，必須「先啟動髖，再彎膝蓋」，待熟練之後，這兩個步驟自然而然可一氣呵成。

經過反覆練習，當你發現可以流暢完成步驟一與步驟二，也可以在背部打直的狀態下屈髖及屈膝，表示你已經喚醒髖部的意識了，任何身體的前傾或蹲下，你都會先啟動髖關節，接下來就可以學習屈髖在日常生活中的基本應用。

2 髖膝連動練習

1

以量身高的方式，將身體向上延伸，雙腳打開與髖同寬，腳尖朝向正前方，臀部往後推，膝蓋微屈。

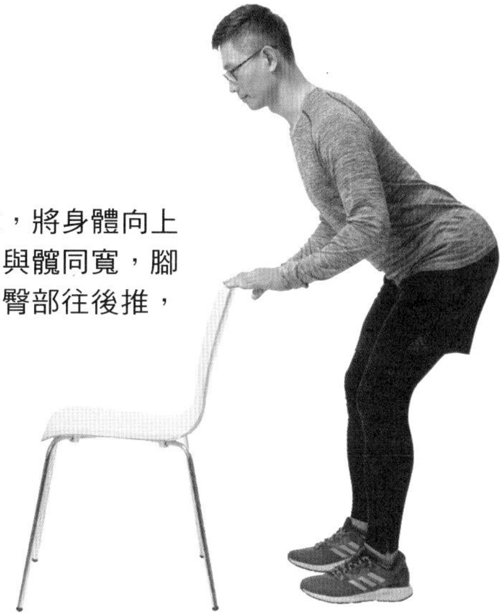

2

在身體保持延伸的狀態下，臀部再往後推，膝蓋再稍微彎曲。

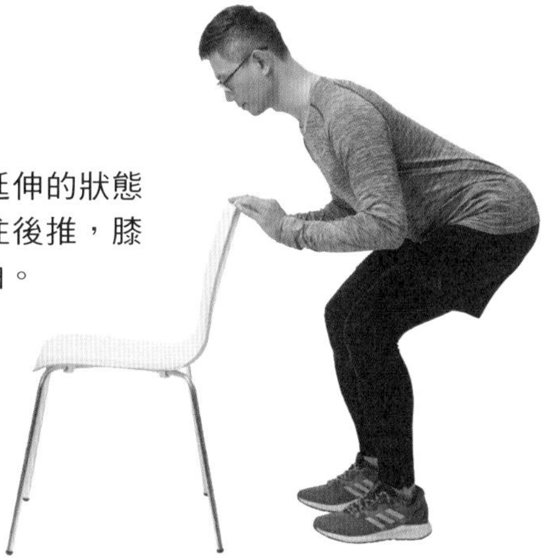

小叮嚀

做髖膝連動的連續動作時，無論臀部向後推還是膝蓋微彎曲，身體都要保持延伸，亦即背部是打直的，練習時可邊練邊默念口訣：「臀部後推、彎曲膝關節、身體高度下降」。

NG

當臀部往後推、膝蓋配合往下彎曲時，膝蓋必須在腳踝上方。留意不要讓臀部又往前跑，因為這樣會讓你身體又回正了，膝蓋很容易超出腳尖，膝蓋會受累。

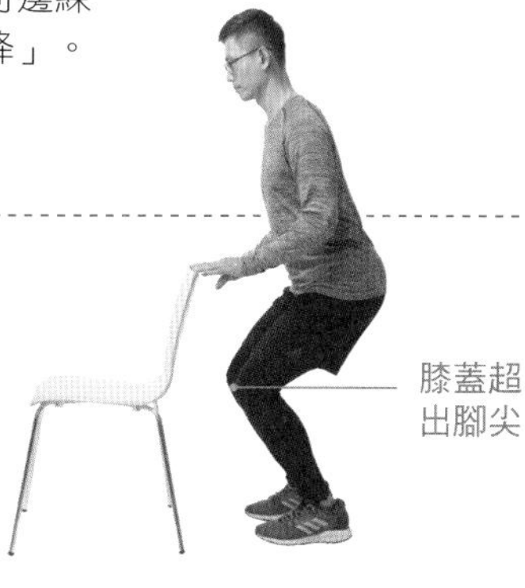

第十章

屈髖的生活應用

我們生活中，所有上半身前傾及躬身向前的動作，都必須運用屈髖來完成。如果不懂得「屈髖」，那你就會是「彎腰」。無論是彎腰讓腰椎負重，或是沒有負重但反覆勞損腰椎，椎間盤都容易變扁變薄，腰椎如果日復一日承受壓力，日積月累，椎間盤就磨損了，所以任何身體前傾、前彎這一類的動作，我們都必須以髖為轉軸來進行，才能護脊不傷腰。

屈髖動作的原則是「屈髖、臀部後送、膝蓋彎曲」，這也是屈髖生活應用重要的姿勢認知與動作控制方式。本章只是舉一些例子，請大家能夠舉一反三，比如從洗臉聯想到洗碗、站在水槽前手洗衣服；從打開冰箱拿取食材，聯想到從矮櫃拿衣服、從書櫃較低的位置拿書，以及在辦公室從置物格拿取物品，而且不只拿東西，物歸原處時亦然，也就是只要必須彎身收納物品，都要用屈髖而不是彎腰這樣的方式。

此外，端菜上桌、抱起學步兒、彎身撿拾落掉地上的物品、拿掃把拖把清潔居家環境等等，也都必須「屈髖不彎腰」。

屈髖是一個從頭到腳都用得到的姿勢，學會如何運用屈髖的動作模式來過正確的生活型態，對你的腰是非常重要的事情。關於屈髖的生活基本應用，就讓我們從每天早上必做的事情——洗臉開始練習！

減少腰椎負擔的洗臉姿勢

洗臉時我們通常掬水潑濕臉，為避免潑到身體，我們的上半身會前傾，但一大半的人都彎腰在洗臉。在這種低頭彎腰、雙手捧水的情況下，上半身沒有支撐力，更會對腰部造成很大的負擔。

切記，一定要用屈髖取代彎腰來洗臉，讓你的背肌對脊椎負起責任，脊椎就不必付出受傷的代價。

3 洗臉姿勢練習

1

站在洗臉盆前，以量身高的方式，將身體向上延伸，兩腳打開與髖同寬，腳尖朝正前方，雙手在胸前平舉。

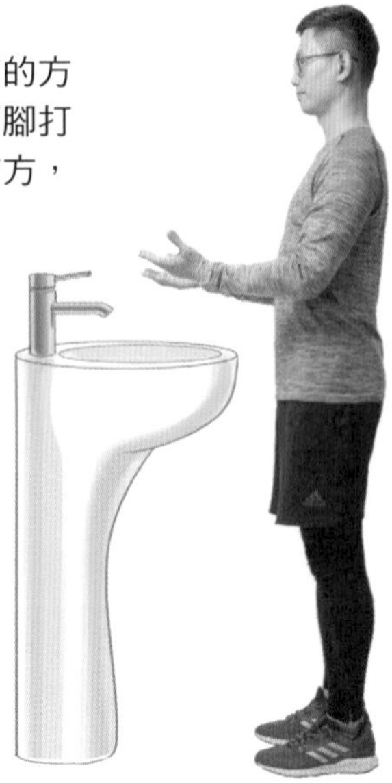

小叮嚀

務必「立如松」，不要還沒屈髖就先駝背。

2

上半身保持延伸，屈髖、臀部往後推，膝蓋配合彎曲，讓身體高度下降。

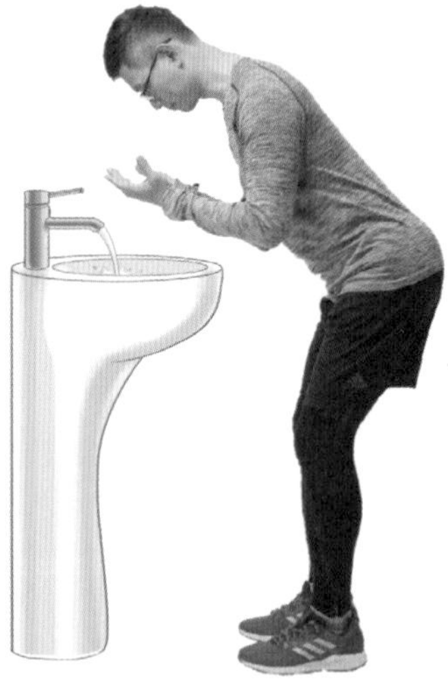

小叮嚀

- 屈髖一定要配合屈膝，才能降低身體高度。
- 在屈髖與屈膝時，原本往後推的臀部不能又往前收，不然身體會回正（這樣身體就又再變直了），膝蓋會因此而受傷。

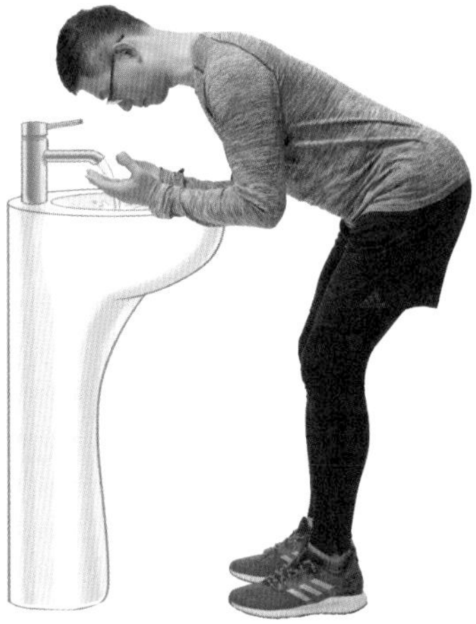

3

將身體下降到適當高度。

小叮嚀

請自行調整出適合掬水洗臉的高度，如果高度不合適就要調整。方式是臀部再往後推，微微低頭，而不是以彎腰駝背過度的方式再低頭。

NG

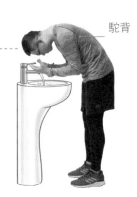

當我們彎腰洗臉時，腰部所承受的壓力是平常標準站姿時的1.5倍，如果你發現自己平常的洗臉姿勢是彎腰駝背一族，現在就趕快按照上述的步驟練習改進吧！

延伸應用

❶ 整理冰箱

很多人開冰箱都直接彎腰取物，這是不對的。請記得從冰箱拿東西或放東西時，也是屈髖而不是彎腰。

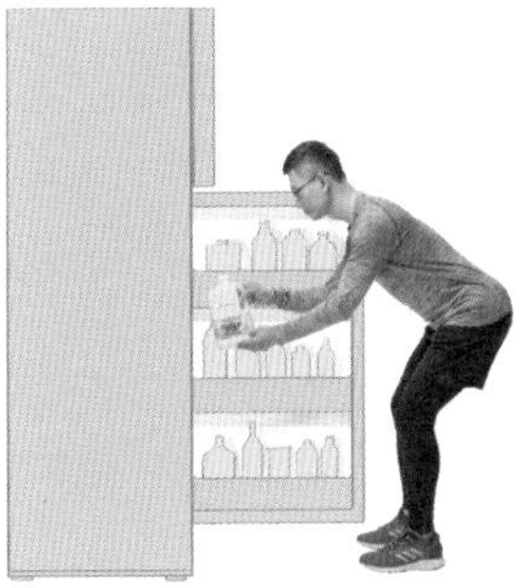

❷ 上菜

菜煮好後，很多人會遷就餐桌高度，直接就彎腰上菜。請養成屈髖上菜的習慣——身體靠在餐桌邊緣，臀部後推、膝蓋彎曲，再把餐盤放在餐桌上。

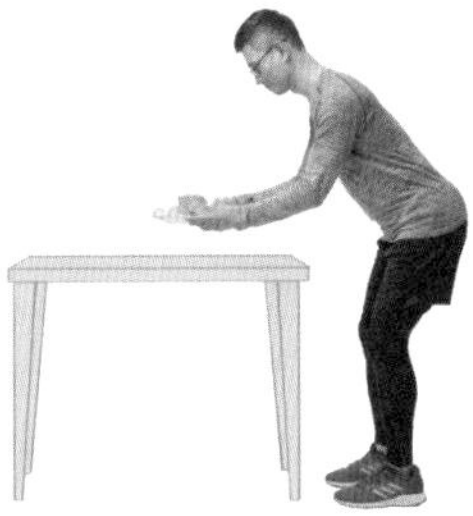

❸ 抱起學步兒

我的小女兒現在一歲多，常常走向我要抱抱，但我絕不會彎腰抱起她，這樣太傷腰了。

正確作法也是要髖膝一起連動，將身體高度下降抱起小孩。

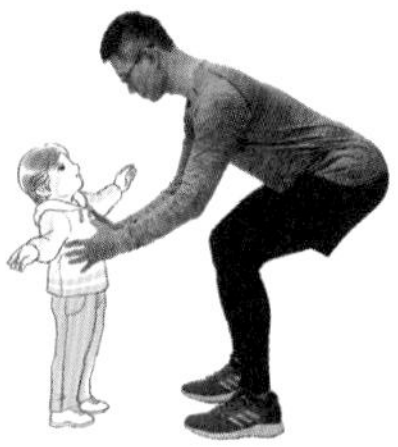

避免傷害膝蓋的撿東西方式

多數人撿小東西的方式是直接彎腰，但彎腰還是撿不到，所以會彎一下膝蓋，但用這種方式撿東西會造成腰椎的壓迫，有椎間盤突出問題的人尤其要特別注意。

既然不能彎腰撿東西，蹲下去撿總可以吧！對，但也不太對，因為撿又小又輕的東西，並不需要大費周章動用到膝蓋，讓膝蓋彎曲承受不必要的壓力。

那要怎麼撿呢？

以撿小白球為例，高爾夫球選手會屈髖，只是他們是單腳屈髖：身體打直、屈髖俯身，前腳站立，後腳隨著俯身動作往後抬起，用這樣的姿勢撿球。這個動作沒有用到腰椎，但一般人不見得有這麼好的平衡能力，所以我們還是來練習適合多數人的方式吧！

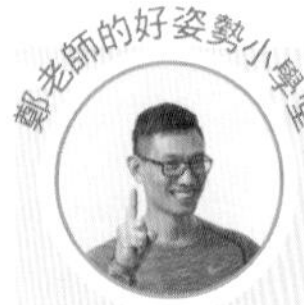

《拾穗》的標準撿姿

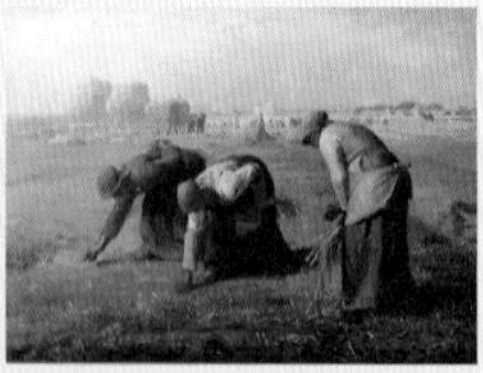

撿東西的姿勢有一個很好的典範。法國名畫家米勒最知名的作品之一《拾穗》，中間那個農婦的姿勢正是撿東西的標準姿勢。她左手拿著麥桿，彎身用右手撿拾田裡的麥穗。仔細看，她並不是彎腰，而是屈髖彎下身體，而且臀部後推，她的膝蓋被長裙遮住了，但從她的身形可以看出，她的重心在前腳，且膝蓋微微彎曲，但並沒有超過腳尖，而背部幾乎是平的。

有名畫為例，下回要撿東西時，先想想《拾穗》的人物是怎麼撿麥穗的。

4 撿拾物品練習

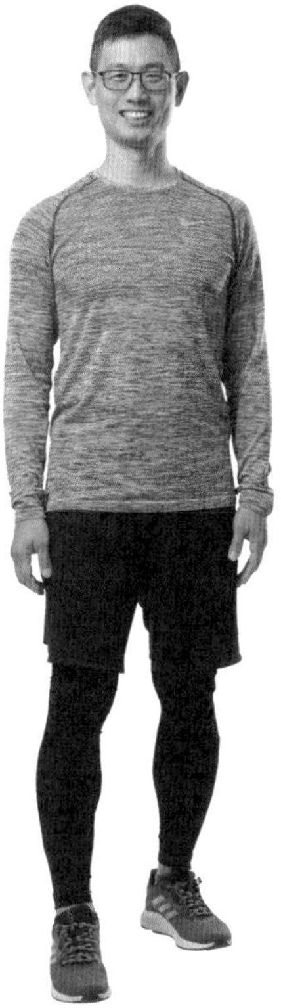

1

以量身高的方式，將身體向上延伸，兩腳打開與髖同寬，雙腳一前一後站立，腳尖朝正前方。

2

上半身保持延伸，以髖關節為支點，屈髖、臀部往後推，膝蓋配合彎曲。

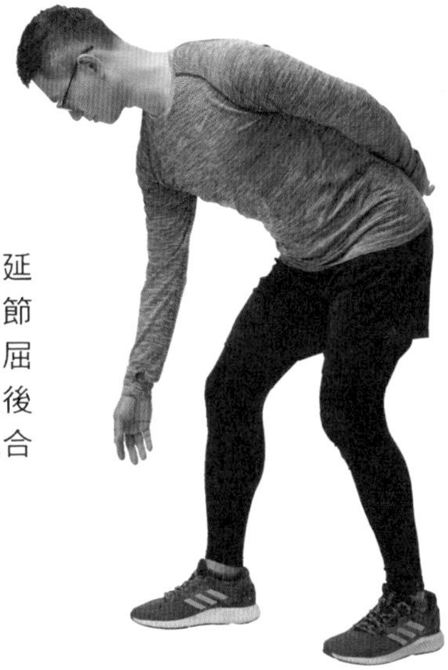

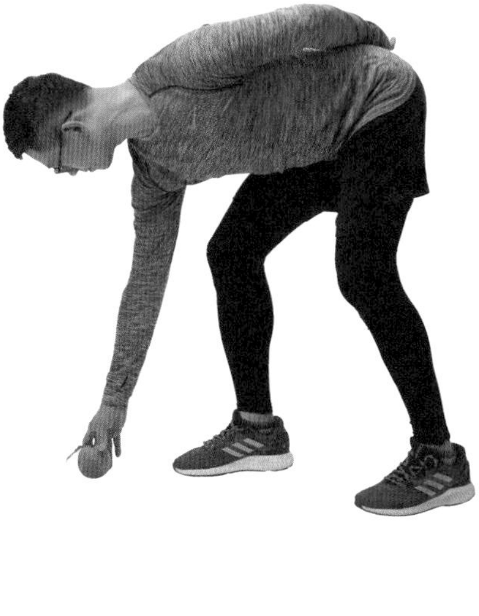

3

臀部後推一半時彎曲膝蓋，俯身屈膝時臀部維持在後方。

不會閃到腰的拖地法

掃地、拖地都是相當簡單的工作，但如果因此掉以輕心，未注意正確的姿勢，不但降低工作速度與效率，更會造成腰椎及膝蓋受傷。

以拖地為例。拖地時身體需要前後來回移動，拖近的地方身體可以打直，但拖比較遠的地方時，很多人習慣彎腰拱背，這是椎間盤壞掉的原因之一，因為反覆壓迫腰椎；拖比較遠的地板，正確的方式是屈髖傾斜上半身，而不是彎腰！

習慣彎腰拖地的人即使一開始記得屈髖後來很可能不自覺又彎腰了，因此請時時提醒自己「屈髖、屈髖、屈髖」。有一個很好的辦法就是多練多做，熟能生巧，讓屈髖的意識內化於心，成為下意識的動作，還能讓家裡地板保持清潔溜溜，一舉兩得，是不是很棒呢！

5 拖地練習

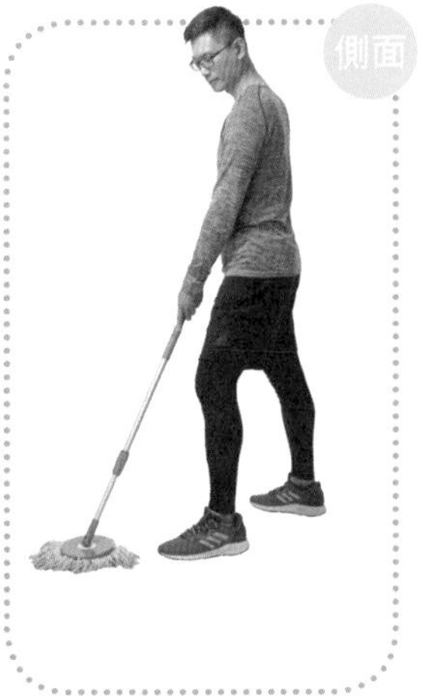

1

手拿拖把，以量身高的方式將身體向上延伸，兩腳打開，一腳在前一腳在後。

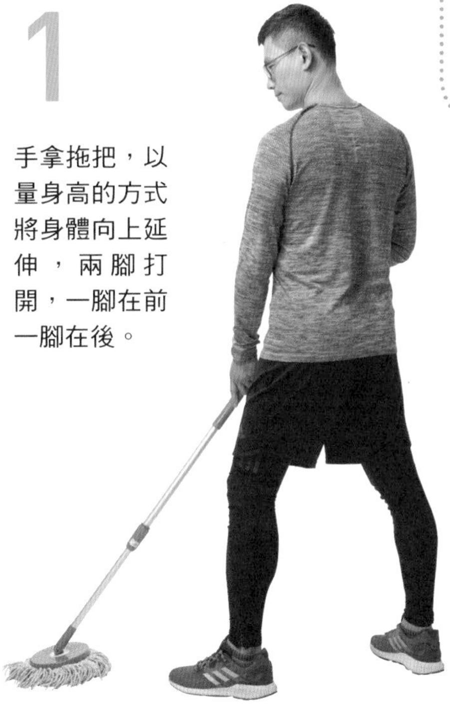

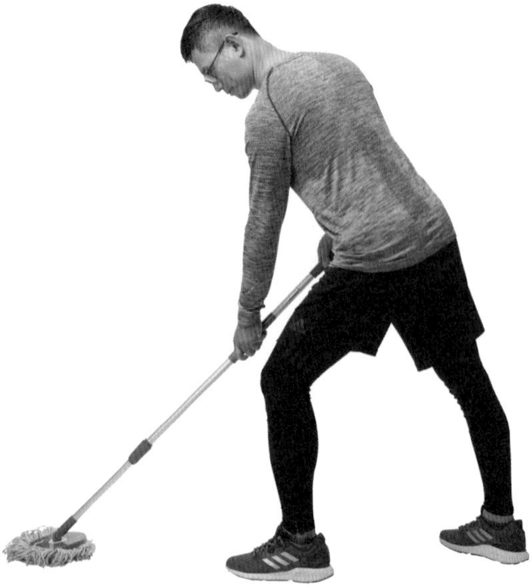

2

拖較遠的地板時身體前移，以髖關節為支點，屈髖身體前傾，縮短腹部與大腿之間的角度。

NG

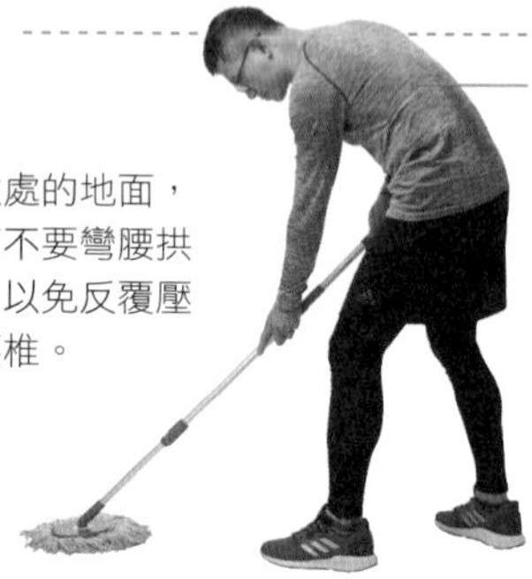

- 拖遠處的地面，千萬不要彎腰拱背，以免反覆壓迫腰椎。

3

將身體後移（拖近的地板），打直回正。

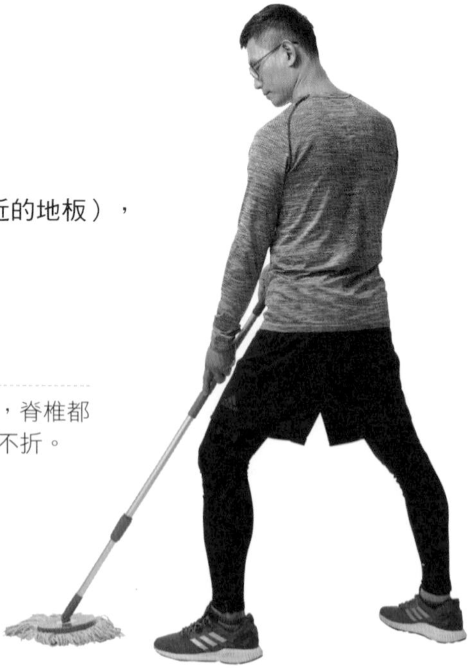

小叮嚀

身體無論前移後移，脊椎都要保持延伸，不曲不折。

第十一章

開腿蹲，搬重物不傷腰

屈髖有兩種，一種是腳尖向前、兩腳與髖同寬的屈髖，基本生活應用就是這種屈髖，稱為「平蹲」；另一種是腳尖向外、兩腿打開角度很大的屈髖，稱為「開腿蹲」。我們生活中要搬重物，就應該用開腿蹲的方式，才不會傷害腰椎。

平常說到蹲下，絕大多數的人在蹲下後膝蓋都會超過腳尖，這樣會磨損膝蓋，是不正確的蹲法。有的人更糟，蹲下時除了膝蓋超過腳尖，還外加駝背。此外，有很多女生因為從小被告誡無論何時何地雙腳都不能打開，所以在蹲下時膝蓋是併攏的。這些蹲法，腳踝跟膝蓋都在不對的位置，會很傷膝蓋。

正確的蹲姿，是用髖主導，也就是我們應用前面講的屈髖原理。開腿蹲也是同樣的道理：屈髖、臀部後推後，膝蓋必須更彎曲，讓身體高度降得更低，由於開腿蹲會用到深蹲的概念和姿勢，有點難度，請按部就班學習和練習。

開腿蹲搬重物，省力不煩惱

掃瞄看影片

顧名思義，開腿蹲就是兩腳打得很開，比肩膀更寬一倍，也就是「兩個肩膀寬」的概念。

比起兩腳打開與髖同寬的「平蹲」，開腿蹲能夠讓我們整個人蹲得更低，身體重心隨之下降，人體處於「下盤穩固」的狀態。用這個姿勢搬重物，我們用的是腿的力量而不是腰力，不但比直接彎腰搬東西省力，更重要的是，讓腰椎避掉了不當的受力，使腰椎及椎間盤受到良好的保護。

練習開腿蹲的動作，會讓你覺得自己像是日本的相撲選手一樣。如果開腿蹲姿勢正確，雙手往下伸直，指尖是可以碰到地板的，這是搬重物的前置預備動作，當你開腿蹲練到指尖可碰地板，恭喜你，你幾乎無所不能了，搬重物不再是問題，無論男女，都可以成為搬重物達人！

6 開腿蹲練習

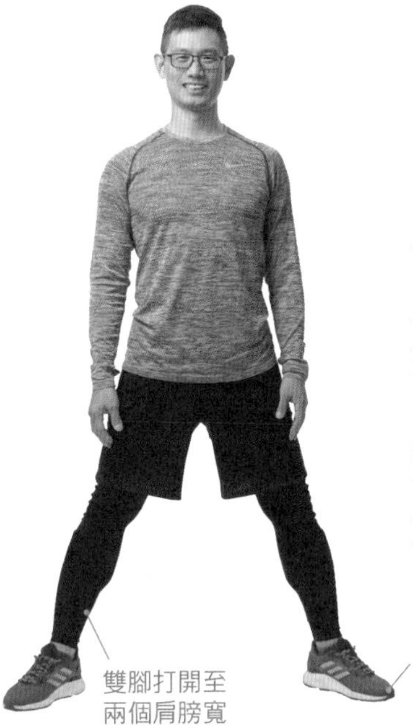
腳尖朝外
雙腳打開至兩個肩膀寬

1

以量身高的方式，將身體向上延伸，雙腳打開約兩個肩膀寬，腳尖朝外，膝蓋與腳尖同方向。

小叮嚀

腳尖及膝蓋朝外，是為了讓髖關節及膝關節能朝外側打開，為蹲低做準備。

2

背部維持打直，屈髖、臀部後送、屈膝，手肘放在大腿內側，隨著身體高度下降膝蓋更為彎曲，直至蹲低。

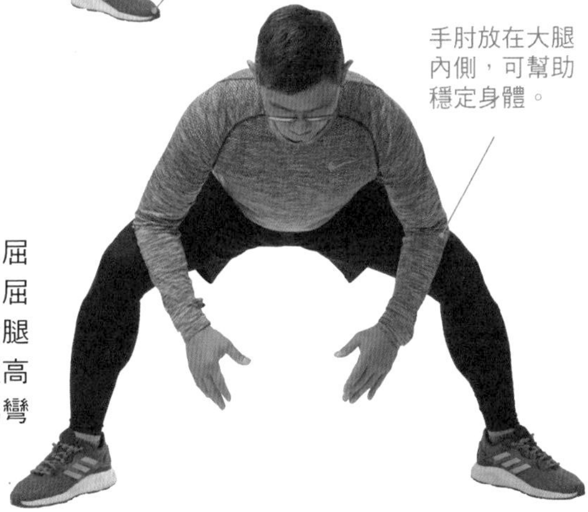
手肘放在大腿內側，可幫助穩定身體。

小叮嚀

- 如果臀部不後推就蹲低，膝蓋很容易會超過腳尖。讓臀部後推越過腳跟，膝蓋才不會超過腳尖。
- 往下蹲時想像你在量身高，保持脊椎正常生理曲線，下背肌肉要挺住，負起支撐的責任，保護椎間盤。

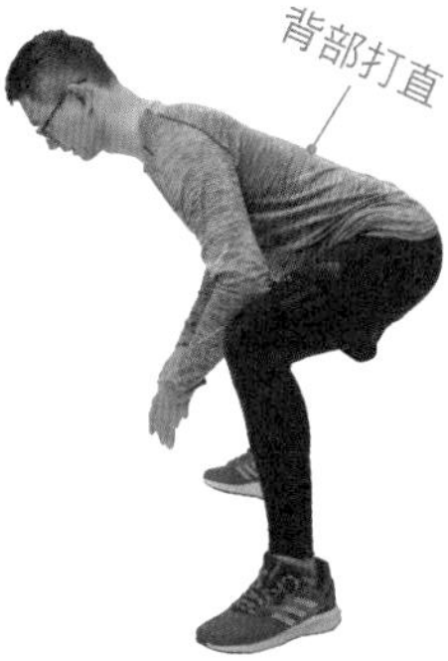
側面
背部打直

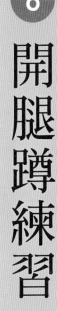

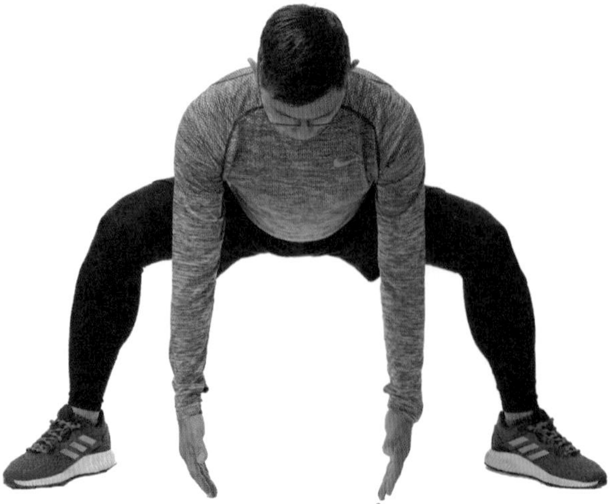

當開腿蹲姿勢正確時，
指尖是可以碰到地面的。

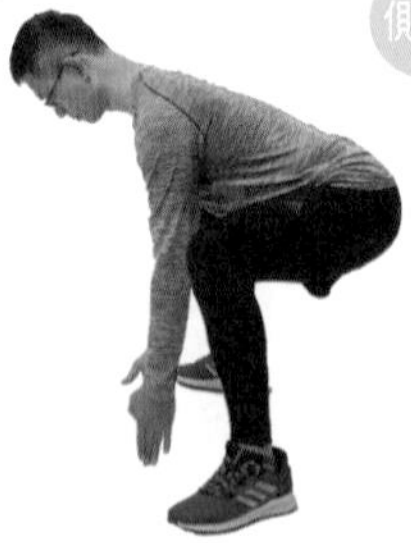

3

以直接臀部發力起身。膝蓋不舒服的人，則可以在起身前身體再前傾一些，維持量身高延伸身體、背部打直，然後臀部後送再站起來。

小叮嚀

切記背部一定要打直，千萬不能因為想讓手碰到地面而駝背駝得更厲害。

NG

- 如果你發現手碰不到地板，表示動作沒做對，可能是臀部太高或駝背了，請覺察原因並修正姿勢，讓雙腳打開的角度再大一些，臀部儘可能後送，膝蓋儘可能彎曲。
- 如果指尖一直無法碰到地面，代表你還沒有練到位，請先不要去搬重物，免得傷腰又傷膝。

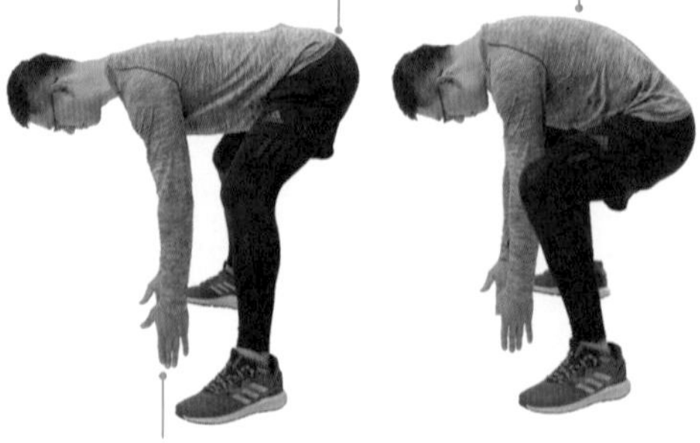

一百分的搬重物模式

「工欲善其事，必須利其器」，屈髖及開腿蹲就是我們身體前彎的「利器」。很多人健身練深蹲時動作標準，但他只在健身運動時深蹲，不曉得深蹲在生活上的應用比健身更重要，洗臉、撿東西、搬東西方式都錯誤，非常可惜。

日常生活中每個人都有需要搬重物的時候，很多人不屈髖不屈膝，直接彎腰搬，很容易閃到腰，也傷害椎間盤。坊間很多教學告訴大家，搬重物一定要蹲下去、背部打直搬，但這種方法也不完全正確，因為這樣搬，脊椎是保護到了，但膝蓋受累了，因為膝蓋超過腳尖太多，容易磨損膝蓋軟骨。

以上都不是一百分的模式，我們現在來學一百分的模式，要訣就在屈髖開腿蹲的應用！

練習搬重物，不要真的馬上就去搬重物，否則腰椎可能受傷，循序漸進學習，是保護身體不受傷的不二法則。我們先從提空水桶練起，在家裡找一個水桶，先不要放水。

7 提水桶練習

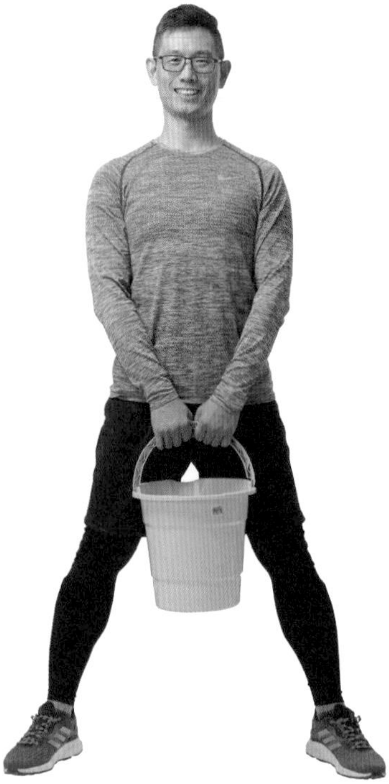

1

雙手提著水桶，
雙腳打開至兩個
肩膀寬，腳尖朝
外，膝蓋與腳尖
同方向。

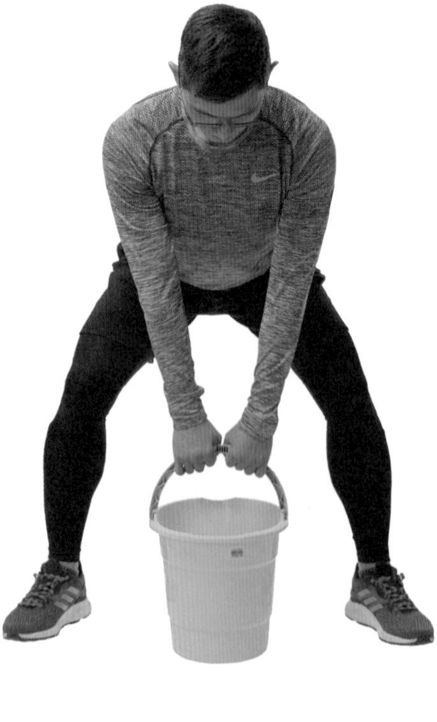

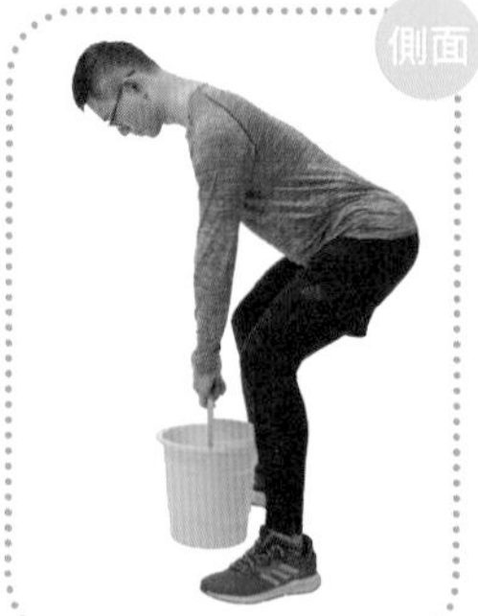

2

身體延伸，背部打直，屈髖臀部後送，
膝蓋彎曲，把水桶放到地上。

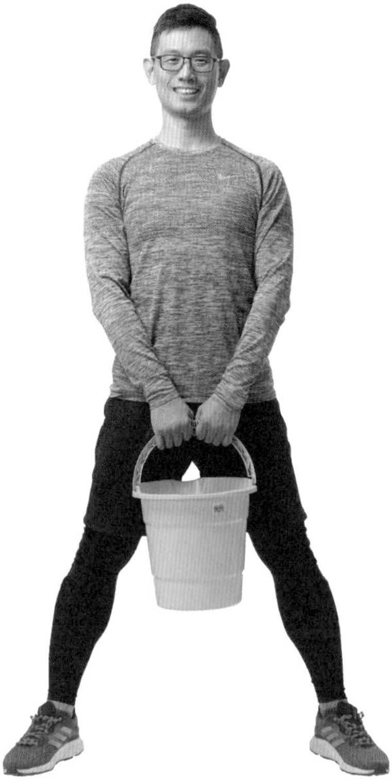

3

再把水桶提起來。

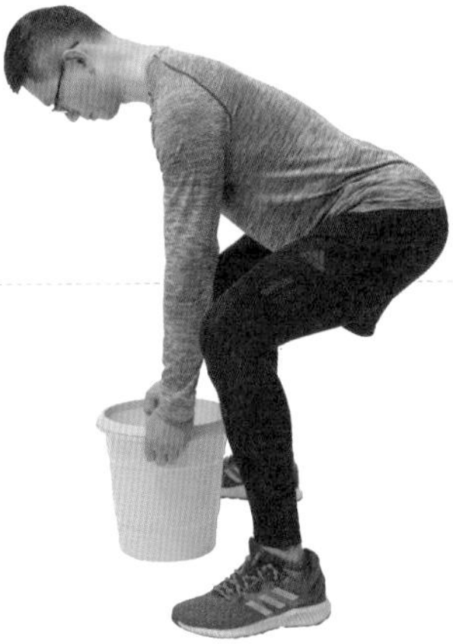

提水桶的延伸練習法

❶ 從水桶桶沿提起水桶

當你背部打直、臀部後推，屈髖又屈膝提起水桶時，膝蓋能夠不超過腳尖，而且膝蓋的位置能夠愈後面，恭喜，你可以進階到用雙手提水桶的桶沿。

❷ 從水桶下方抱起水桶

提水桶桶沿熟練後，可以試著雙腿再打開一些、臀部再往下沉一些，從水桶的下方把水桶抱起來。

這個動作就是健身房裡面「硬舉」（重訓的動作之一）的動作。當你可以「硬舉」抱起裝了水的水桶時，你就做到了保護腰部，可以進行搬盆栽的練習了。

8

搬盆栽練習

1

站在盆栽前，雙腳打開至兩個肩膀寬，腳尖朝外、膝蓋與腳尖同方向。

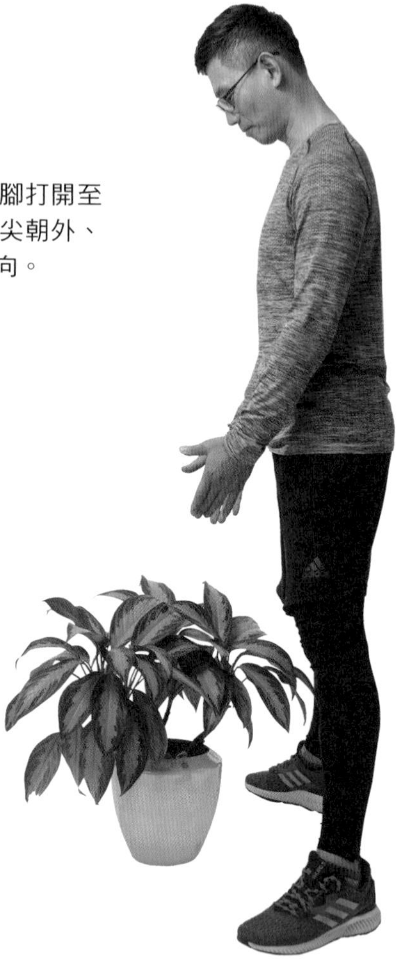

小叮嚀

在你蹲低時，盆栽必須在你肩膀正下方才好搬運，請站立時就估算好距離。

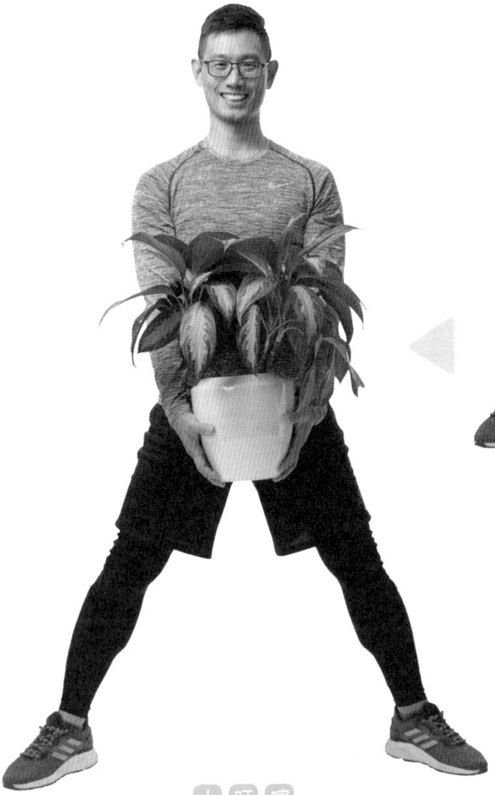

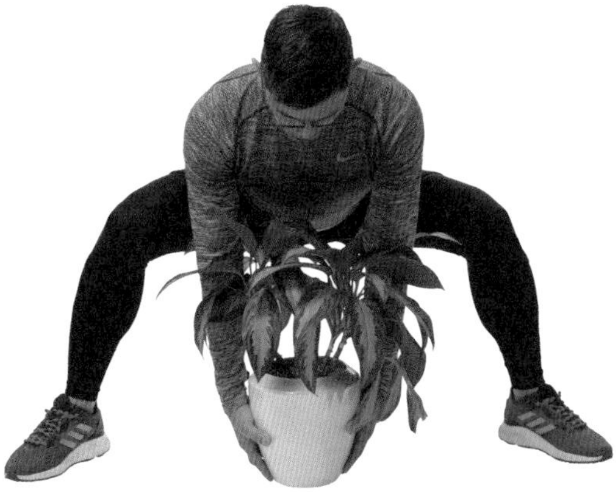

2

身體延伸、背部打直、屈髖臀部後送、膝蓋彎曲蹲低，雙手抱住花盆兩側，用腿的力量起身並抱起盆栽。

小叮嚀

- 盆栽很重，施力點位置又低，一定要儘可能蹲低再搬，絕對不可以彎腰搬。
- 開腿蹲低雙手固定好盆栽後，穩住身體重心再把盆栽抱起來，此時你是用腿的力量而不會用到腰力。

3

走到放置盆栽的新位置，一樣以開腿蹲方式放下盆栽。

小叮嚀

抱著盆栽走到放置盆栽的新位置時，一定也要開腿蹲把盆栽放下，切記不能彎腰。盆栽重，一彎腰，腰就遭殃了。

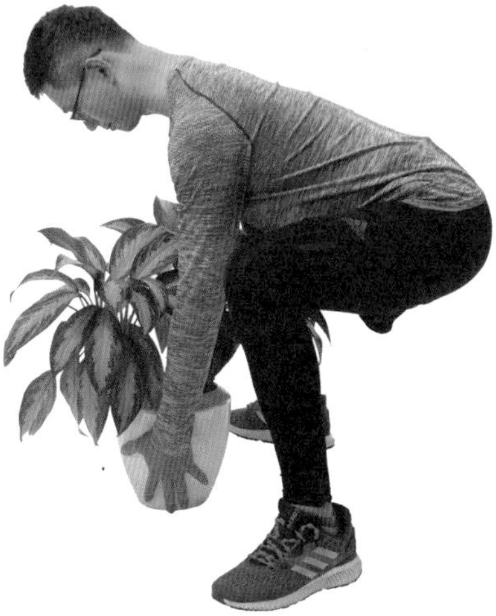

9 搬書報雜誌的練習

1

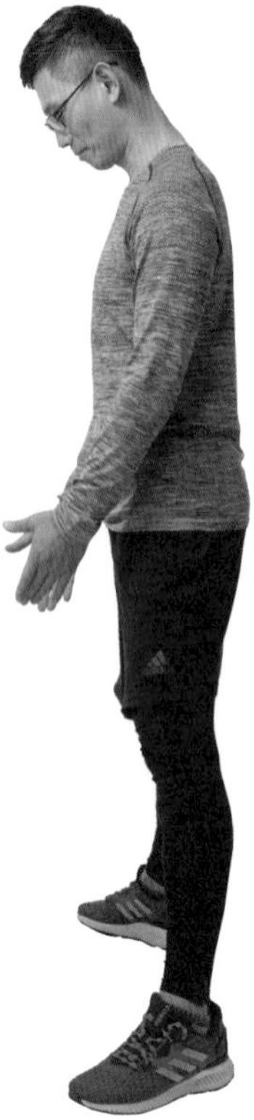

站在地面上放置書報的前方，雙腳打開至兩個肩膀寬，腳尖朝外，膝蓋與腳尖同方向。

小叮嚀

跟搬盆栽一樣，你要搬的書報雜誌，在你蹲低時，一定要在肩膀正下方，站立時就先估算好距離。

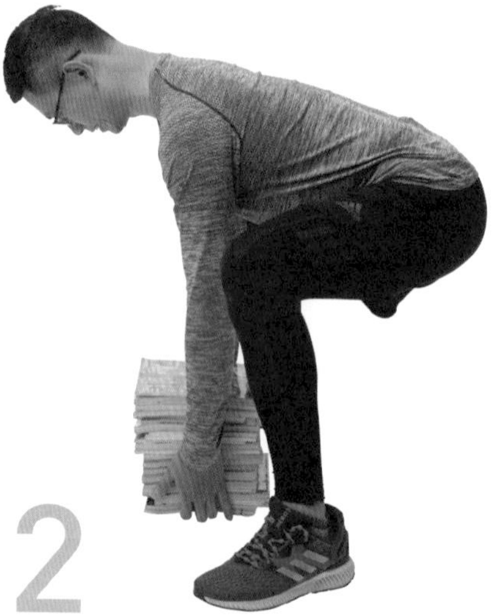

2

身體延伸、背部打直、屈髖臀部後送、膝蓋彎曲蹲到最低，雙手從地面上捧起整疊書雜誌後，穩住身體重心，用腿的力量起身。

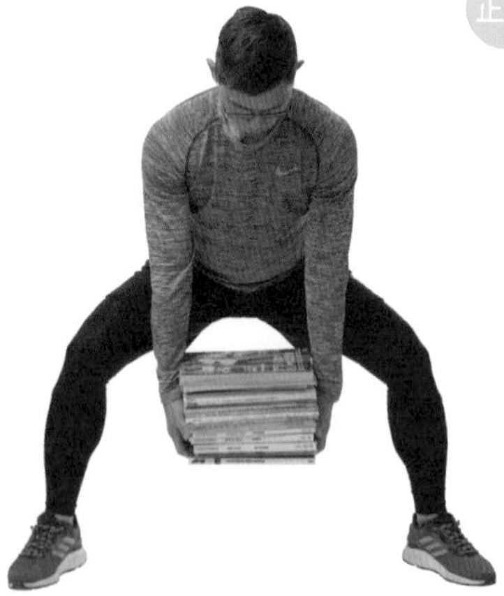

正面

小叮嚀

搬書報雜誌比搬盆栽難，因為書報雜誌只能從最底下搬，也就是你必須蹲得更低，才有辦法從地面上抱起整疊書報雜誌。

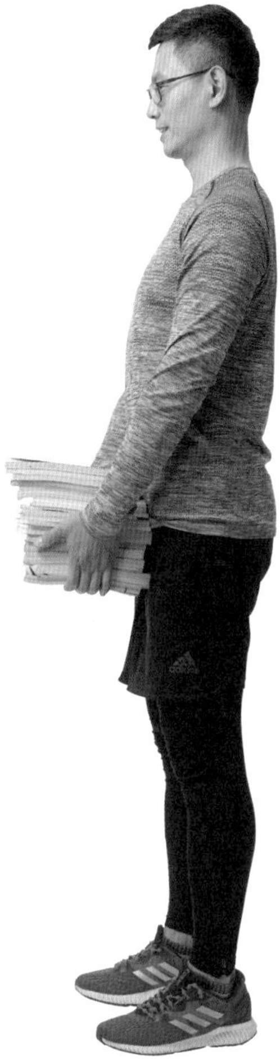

3

雙腳併攏後，
移動到放東西
的地方。

NG

搬動書報雜誌就定位時，如果需要改變身體方向，不要只有上半身轉動，這是傷腰的姿勢。
正確的方式是整個人轉身，也就是雙腿也要移動，整個身體面對放東西的方向，再把東西放好。

延伸應用

蹲馬桶

開腿蹲的另一個應用就是上蹲式馬桶，當你開腿蹲手可以碰到地板時，表示你已經能用正確的蹲姿上蹲式馬桶。
蹲蹲式馬桶的要訣跟前述幾個練習都大同小異。略有不同的是，腳踝的距離必須要寬一點，但不必到開腿蹲兩個肩膀那麼寬。此外，在上完廁所後切記不能直接起身，因為這麼做膝蓋會超過腳尖。必須抬高臀部後移再站起來，才能保護膝蓋。

第十二章

你「坐」對了嗎？

大家知道嗎？我只要看一個人怎麼從椅子上站起來，我就知道這個人膝蓋會不會提早報銷；只要看一個人怎麼坐下，我也能知道這個人有沒有脊椎滑脫或椎間盤突出的風險。

我是怎麼知道的？因為每個人每個動作的背後，隱藏著他使用身體的所有模式，單是他怎麼從椅子上站起來跟坐下去，就傳達了很多訊息，所以我可以從觀察一個人的動作與姿勢，得知他使用身體的習慣，以及他可能有什麼症狀。

「坐」不對，問題多

掃瞄看影片

很多平常大多數人不以為意的動作，其實都會對身體造成傷害，比如從椅子上站起來跟坐下去的方式不對，就會產生很多症狀。

以退化性關節炎來說，女性患者的比例比男性患者高很多，原因很多，但其中一個常被忽略的原因就是男性都是站著小號，女性則是坐馬桶小號，可是坐下去跟起身的姿勢不正確，一直磨損膝蓋軟骨，以致女性罹患退化性關節炎多。

很多女性朋友從小就被告誡，坐下時雙腿應該併攏，不能打開，穿裙裝尤其要留意儀容姿態，所以常常看到很多女生夾著膝蓋坐下、夾著膝蓋起身，可是我們站著或坐著時，膝蓋併攏不見得雙腳也是併攏的，常常膝蓋跟腳尖的方向是不一致的。

男生不必穿裙子，也沒有被要求雙腳要併攏，於是動作就很大剌剌，走路腳尖朝外來個大外八、站立時也外八，坐下時雙腿也大開，但膝蓋朝左右兩邊外開，腳尖卻是朝前的。

不管女生男生，不管秀氣優雅還是豪邁不羈，只要腳尖與膝蓋移動方向不是在同方向，無論是腳尖朝外、膝蓋朝前，或是腳尖朝前、膝蓋朝內，統統是錯誤的，這會讓膝蓋在起身及坐下時，膝關節的角度不在最正確的角度運作，膝蓋必須承受扭力跟剪力，造成軟骨磨損，是很傷膝蓋的姿勢。

還有很多人從座椅上站起來的時候，習慣膝蓋先往前頂再站起來，這個動作隱藏了一個很大的問題，就是它讓膝蓋超出腳尖，造成膝關節的壓力增加，也特別容易磨損膝蓋軟骨。

從這些習慣性的動作模式，我就能預測，這個人做任何屈身往前的動作，如整理冰箱、端盤子、洗碗等等，都會驅動肩膀往內捲。很多人的肩關節退化快、勞損快、容易駝背、容易有筋膜炎、頸椎的壓迫大，都是源於這樣的動作模式。

你也有這些壞習慣嗎？

除了膝蓋的問題，很多人坐下跟站起來時還有幾種常見的壞習慣，這是很多人腰痛及肩膀酸痛的原因。

壞習慣一　坐下時先翹屁股再坐下，站起來時也蹶著屁股起身。

這種行為模式的問題在於背肌太活化，落坐時，背肌第一個跑出來大喊「我來我來」，腹肌沒有表現機會就休息去了。而背肌太賣力的結果，就是這個人每次坐下去都是背往前拱挺胸、屁股蹶起來坐下去；站起來也是先翹起屁股再站起來，讓腰肌過度勞損，腰椎的小面關節退化得更快。

壞習慣二　用駝背彎腰的姿勢坐下跟站起來。

這樣無異是先把上半身的重量壓椎間盤上才坐下。這種情況老人家尤其多，因為老人家肌肉無力，只要是往下的動作，身體就會有點向內捲，用上半身駝背、脖子往前壓迫頸椎的姿勢坐下去。同樣地，從椅子上起身時站不起來，也是駝著背、脖子往前再站起來。

壞習慣三 習慣聳肩圓背。

這樣的姿勢會持續壓迫脖子，造成頸椎的傷害。

正確坐下及起身的練習

在我所開辦的脊椎強背術的教學內容中，如何從椅子上起立以及如何坐下，是我很重視的環節，因為這兩個行為模式，

NG

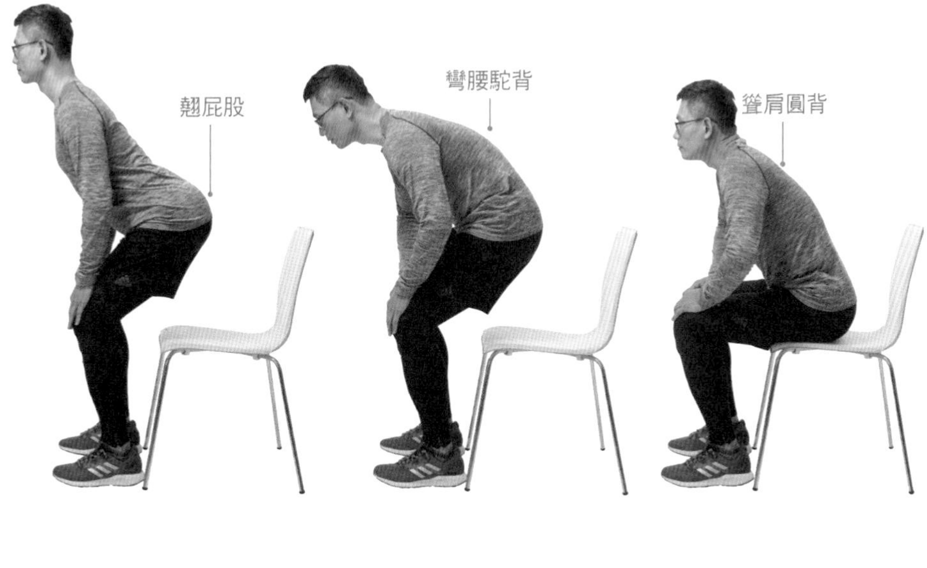

完全呈現出你背後所有使用身體的模式。

我們怎麼坐下來、怎麼從椅子上站起來的模式，跟「屈髖」及「深蹲」都大有關聯。屈髖的應用不只前兩章教的那些，像是坐下跟起立，與彎身撿東西、綁鞋帶、拖地，都是同樣的概念，全都會用到屈髖的方式及深蹲的概念。

坐與起的姿勢正確，腰膝才能沒負擔，尤其對已經有退化性關節炎的人，這點更是重要。

在練習時請坐在餐椅上，高度比較合適。坐在椅子上時請背部打直，維持「坐姿中心姿勢」，上半身不能往前傾，也不能往後靠。過程中也可以請家人幫忙錄影，檢視自己有沒有駝背、開腿、夾膝，以及膝蓋往前頂的情況。

10 由站著坐下來的練習

1

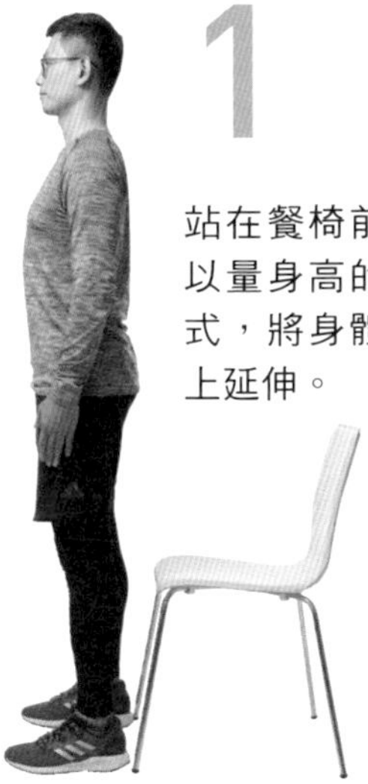

站在餐椅前，以量身高的方式，將身體向上延伸。

2

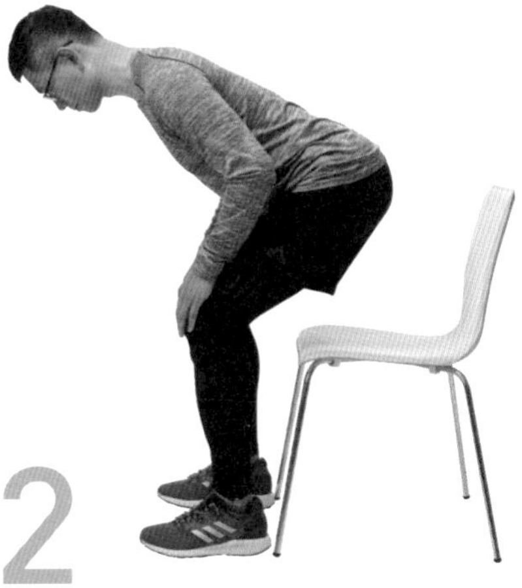

屈髖、前傾上半身、臀部後推、屈膝，雙手放在大腿上。

小叮嚀

- 坐下也是髖膝連動，髖先動、膝再蹲、臀部後送。
- 前傾上半身時一樣用深呼吸來確認動作是否正確。

3

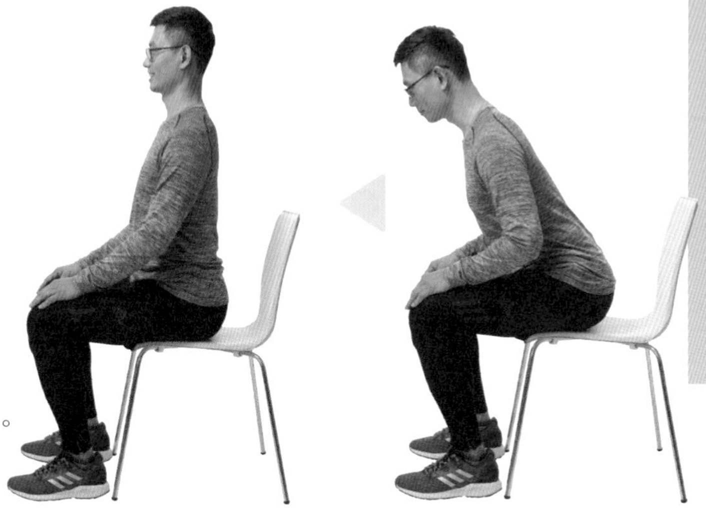

坐下，身體回正。

小叮嚀

臀部後送到椅面最深處才坐下。

11 從椅子起身的練習

1

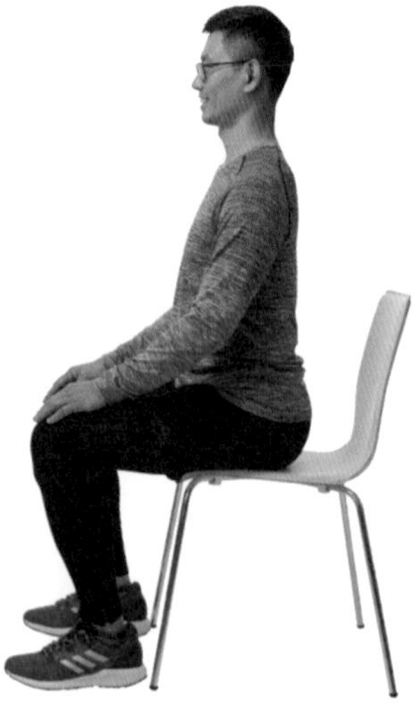

坐在椅子前面二分之一的位置，以想像量身高的方式，將身高身體向上延伸。兩腳打開與髖同寬，雙手輕輕放在大腿上。

小叮嚀

- 雙腳可以稍微往後收一點，只要膝蓋不超過腳尖就可以了。
- 腳尖與膝蓋一定要同方向朝前，不可以膝蓋併攏但兩腳卻打開腳尖朝外；也不可以膝蓋外開、腳尖朝內。

2

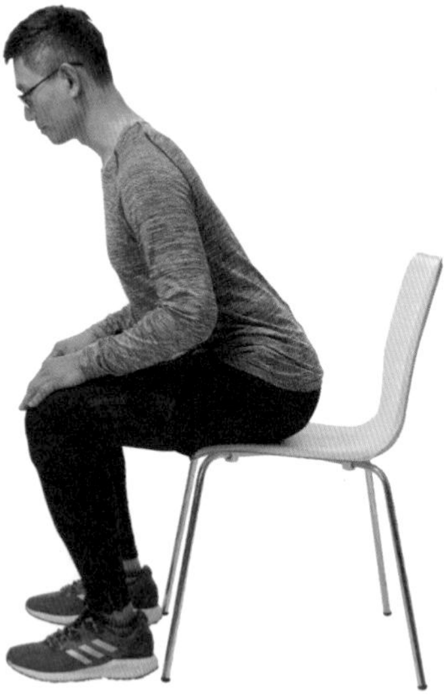

啟動髖關節，
上半身前傾。

小叮嚀

- 之前練習屈髖是直接屈髖、臀部後推，但坐在椅子上臀部沒有多餘的位置往後推，所以必須先前傾上半身，為臀部預留後推的空間。
- 「上半身前傾」這個動作一定要做到位。以量身高的方式，在身體延伸的狀態下驅動髖關節，慢慢的讓身體向前傾斜，不可以低頭壓迫頸椎，也不可以駝背拱腰壓迫腰椎。
- 上半身前傾時，用深呼吸來確認動作是否正確，如果呼吸順暢就表示做對了。

3

配合臀部向後、且向上抬離開椅面，會增加上半身前傾的角度。膝蓋接著後移，再直立身體站起來。

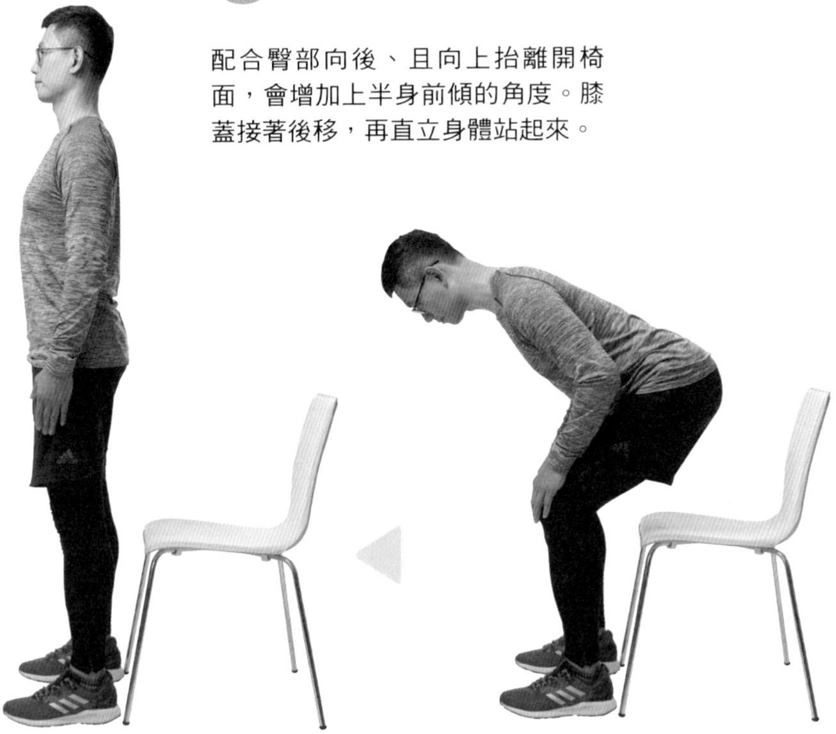

小叮嚀

- 臀部離開椅面時，要保持延伸脊椎，因此需要將臀部向後且向上抬的同時，讓上半身更加前傾一點。此時若上半身沒有加大前傾的角度，會變成折腰，也就是翹臀的錯誤姿勢。
- 在起身後站立時，脊椎要保持原有的生理曲線，骨盆也必須是正的，不能前傾也不能後傾。
- 若是臀腿肌力足夠的人，可以試試看在步驟3時，以髖為轉軸將上半身傾斜到底後，用臀腿發力直接向上站起來。

用蹺蹺板想像起身動作

我們也可以用蹺蹺板來想像從椅子上站起時的動作。蹺蹺板平衡運作時，中間的支架不動，兩邊一邊下、一邊上。把這個概念代換到人體，蹺蹺板中間那個不動的支點就是膝關節，我們的上半身及臀部則是蹺蹺板的兩邊。

當我們起身時，先以髖為轉軸將上半身前傾，接著以膝蓋為支點（也是轉軸），把比較重的臀部先抬起來並往後推，同時上半身配合前傾，平衡後再站起來，此時脊椎保持延

蹺蹺板起身法

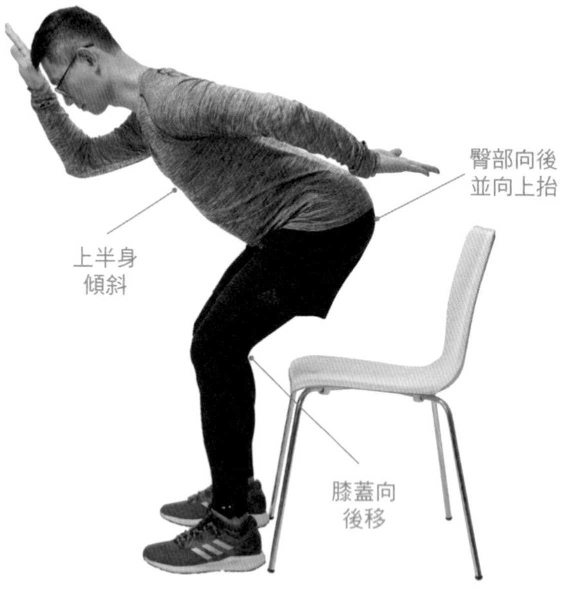

從椅子上的起身技巧在於，將比較重的臀部向後向上抬的同時，傾斜整個上半身，同時讓膝蓋後移保護膝關節。蹺蹺板的概念就是將背部打直，沒有腰椎的運動，只有髖、膝的動作。

伸，膝蓋不向前移動，這就是完美的起身。無論起身還是坐下，力量都從腳跟發上來，跟地球借力量。

上半身前傾時，由於背部必須打直，不低頭不駝背不拱腰，用背肌的力量來支撐及控制，以保持脊椎原本的曲線，所以下背部使力會多一些。用心感受一下，當你上半身傾斜時，如果你的背部、尤其下背部的肌肉張力出現比較多，就是你做對了，可以用「好呼吸等於好姿勢」覺察確認，上半身前傾後如果你的跟坐直時一樣順暢，就表示動作正確，如果呼吸會悶，就是駝背了。

但請記得，讓背肌對身體負起應盡的責任即可，不要使力過頭讓背往前拱。

NG

起身跟坐下，「以髖、膝為轉軸」及「上半身前傾」的動作認知非常重要。絕對不可直接起身直接坐下，這樣做很傷膝蓋。

也不能出現膝蓋併攏、膝蓋往前衝、腳尖朝內或朝外、低頭、聳肩、縮脖子、蹶屁股等壞毛病。

又像是夾膝蓋、彎腰駝背、蹶屁股、聳肩、低頭等動作都是要打叉的，不可出現。

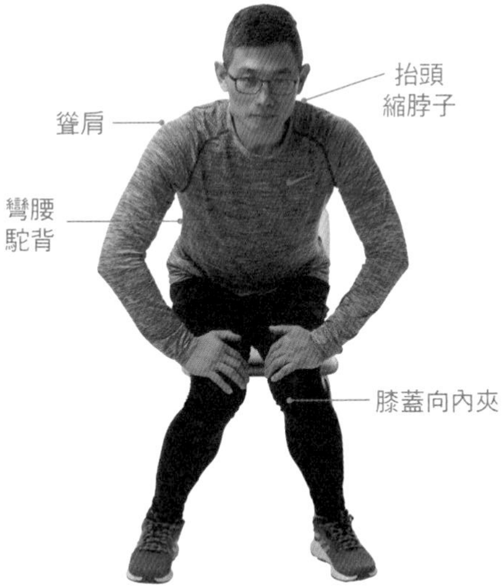

帶著感恩的心，動作就會標準

總之，無論起立、坐下，大原則就是以髖關節為樞鈕前傾上半身，再配合臀部後移及屈伸膝蓋的動作，這樣動作就會很順暢。由於這是以髖關節和膝蓋為主要活動關節，完全沒有用到腰，所以這是髖膝的運動，而不是腰椎的運動。

如何提醒自己坐下跟起立時記得屈髖？很簡單，帶著感恩的心！

懷抱感恩的心情，你站起來時自然會是類似鞠躬的姿勢——上半身前傾、膝蓋後送，然後再起身；你坐下時也會躬身，然後屈髖、屈膝才坐下來。

我們每天從椅子上起立的次數，遠遠多於洗臉、開冰箱、撿東西及拖地的次數，因此我們需要有覺察能力，修正錯誤的身體使用方式，並進一步建立良好的行為模式。如果坐下跟起身的動作正確，腰椎就會安然無恙。

大家加油！

第十三章

這樣上下樓梯才護膝

大家有沒有膝蓋疼痛不舒服的問題？一般人觀念中，上下樓梯傷膝蓋，下樓又比上樓更傷膝蓋，但爬樓梯幾乎是生活中免不了的事情，膝蓋不好的人，上下樓梯尤其痛苦。

膝蓋保健是中老年人重要的健康議題，我常聽學員說，醫師告訴他們，膝蓋不好，不要上下樓梯、不要爬山，甚至建議，如果有能力換屋，就從要爬樓梯的公寓搬到有電梯的大樓吧。但不是人人有能力搬家，而且出門在外，難免有需要爬樓梯的時候，怎麼辦？

其實，上下樓梯是有方法的，學會正確的方式，就能保護膝蓋。

為什麼上下樓梯會傷膝蓋？

日常生活中我們很多動作都會必須彎曲膝蓋，當膝蓋屈曲的角度愈小，膝蓋超出腳尖愈多，膝蓋承受的壓力愈大、傷害也愈大。

多數人上樓梯時前腳膝蓋往前衝，縮小了小腿與大腿之間的角度，膝蓋超出腳尖，這樣的動作模式是傷害膝蓋的模式。

下樓時的動作，是前腳直立，後腳屈膝，整個下樓梯的過程中，左右腳輪流成為彎曲膝蓋的後腿。而一般人習慣的下樓梯方式是用整個腳掌踩著地面，當前腳腳掌往下踏到下一級階梯時，後腳隨即彎曲膝蓋、整個腳掌平平踩到再下一階階梯。這樣的下樓方式，即使階梯低矮，後腳膝蓋都會超出腳尖，如果階梯高一些，膝蓋會超出腳尖更多。大家習慣把重心放在後腳，以致於後腳膝蓋的負擔比前腳大很多，而且下樓時膝蓋承受的壓力，又遠大於上樓梯的壓力。

「好腳上天堂，壞腳下地獄」？

坊間流傳一種「好人上天堂，壞人下地獄」的上下樓梯方法，意思是上樓梯時「好腳先上」，下樓梯時「壞腳先下」。所謂「好腳」，是指沒有不舒服的那隻腳，假設你右腳膝蓋不舒服，這就是「壞腳」，左腳則是好腳。

「好腳先上」的用意是，當你右膝疼痛時，不要再讓它承載身體的重量了，把上樓梯的負荷放左腳，讓右腳休息，讓好腳每踏上一階，壞腳就接著踏上同一階，這樣可以使壞腳不必與好腳輪流屈膝而加重症狀。

「壞人下地獄」的「壞腳先下」，則是下樓時讓不舒服的壞腳先下，壞腳始終保持直立，好腳負責屈膝承載身體的重量。

在我看來，這個方法不能說不對，因為它是以保護疼痛的膝蓋為出發點，不再增加「壞腳」的負擔。只是對膝蓋疼痛的人而言，用這樣的方式上下樓梯，膝蓋難道就能變好？

這個方法有點「頭痛醫頭，腳痛醫腳」的味

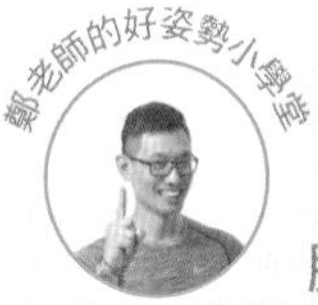

膝蓋有毛病，爬樓梯就會彎腰駝背

爬樓梯時，壓力落在前腳膝蓋上，膝蓋有毛病的人害怕上樓梯膝蓋疼痛加劇，自然而然會用彎腰駝背、蹶著屁股的方式爬樓梯，因為當他駝背彎腰上樓時，隨著臀部後移，膝蓋的位置也後移了，此時膝蓋位在腳踝上方，膝蓋與腿部的角度變大，可以減輕膝蓋的疼痛。

也就是說，膝蓋原本就疼痛的人，會藉由改變膝蓋的角度來保護膝蓋，雖然的確減輕了膝蓋的疼痛，但又彎腰又駝背，完全是錯誤的姿勢。

道，只是消極減少「壞腳」再疼痛的機會，卻沒有積極解決膝蓋疼痛的原因。因為一個人膝蓋出狀況，表示他爬樓梯一定有不對的習慣，以致於一邊膝蓋先痛起來，就算用「好腳上天堂，壞腳下地獄」的方式上下樓梯，但只要積習不改，就是不斷在創造膝蓋受傷的機會，好腳上樓梯上久了，一樣變成壞腳！

此外，前面講過，只要膝蓋與腳尖方向不一致，膝蓋就會受累，很多人上下樓梯屈膝時，不但膝蓋超出腳尖，膝蓋跟腳尖還朝不同的方向，對膝蓋的傷害再加一重。

保護膝蓋的下樓梯方法

掃瞄看影片

人們下樓時習慣重心放在後腳，等到後腳屈曲膝蓋後，才將重心移到已經踩到下一個階梯的前腳，而下樓時幾乎不可能做到膝蓋不超出腳尖，偏偏這個過程最傷膝蓋。因此我們必須改變「下樓時重心放在後腳」的舊習慣，將重心提早轉移到前腳，讓身體重量改由不必彎曲的前腳承受，這樣後腳就不必承受過多的重量，此時後腳再彎曲膝蓋，就能減輕膝蓋的負荷，保護了後腳。

重心轉移到前腳時，前腳必須「蹠屈」主動著地，也就是「足尖伸直、腳背輕輕施力往下壓」的動作，類似踮腳尖，只是踮的不只腳尖，而是「整個前足」。簡單來說，就是用前足著地，以擴大後腳膝蓋與腿部的角度，讓膝蓋只微微超出腳尖。

用前足著地是有用意的，請觀察一下，下樓梯時，當你前腳「用前足接觸階梯」，跟你前腳「整個腳掌平放在階梯」上，兩者後腳膝蓋彎曲的幅度相差很多；而且當前腳以前足著地接觸階面時，還能讓前腳順暢接收從後腳轉移而來的身體重量。

另一個要訣是使用下肢筋膜的彈性來下樓梯，身體一樣要有延伸的感覺，但要保持彈性，用像球彈跳著下樓梯一樣的意念，而非步伐沈重地下樓。

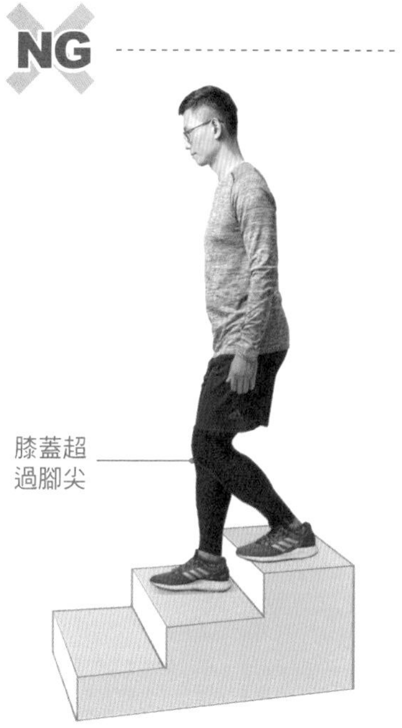

如果上下樓梯時重心在後，膝蓋超過腳尖，會很傷膝蓋。

12 下樓梯的練習

1

站在樓梯上，以量身高的方式讓身體向上延伸。

小叮嚀

務必身體打直，不彎腰駝背，如果想看自己腳步有無踏穩，一樣微低頭用眼睛餘光觀看。

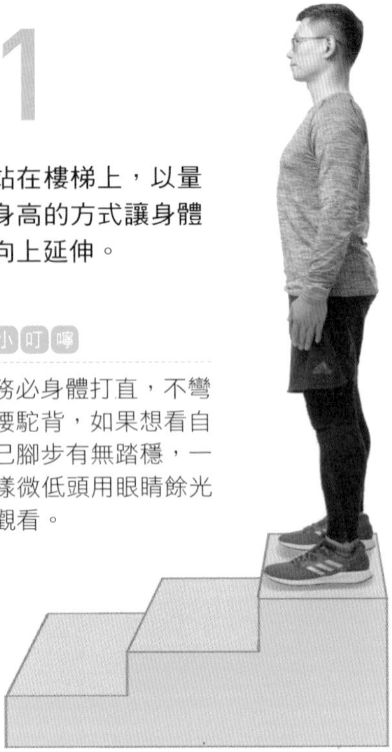

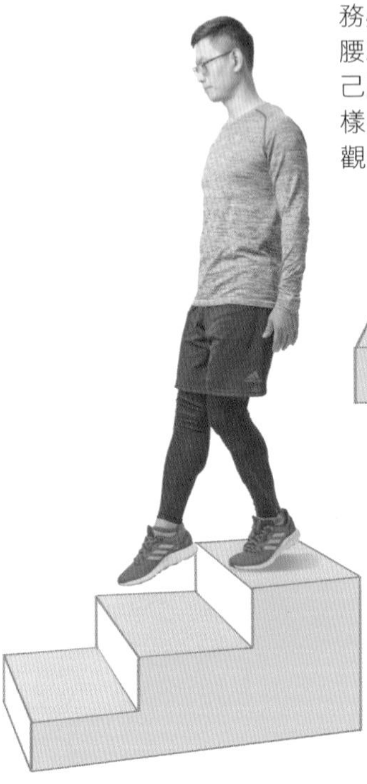

2

前腳向前準備下樓，後腳必須先將重心向前轉移到前足區之後，才能屈膝膝蓋，用前足承接身體重量。

小叮嚀

- 前腳以前足著地，有助拉大後腳膝蓋與腿部的角度，讓膝蓋只是稍微超出腳尖。
- 不要彎腰駝背，如果想看腳步能不能踏穩，可以微微低頭，用眼睛的餘光觀察。

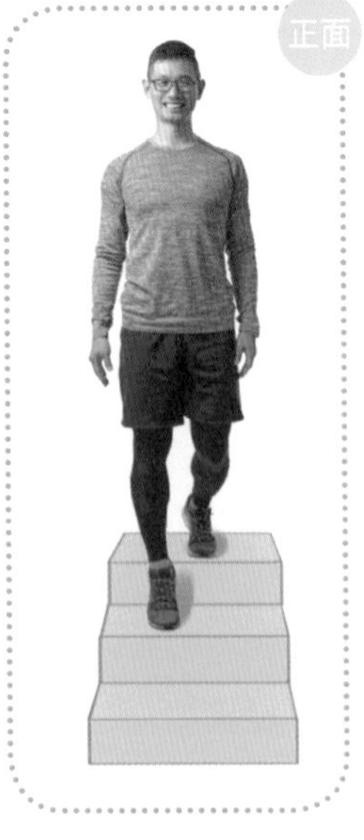

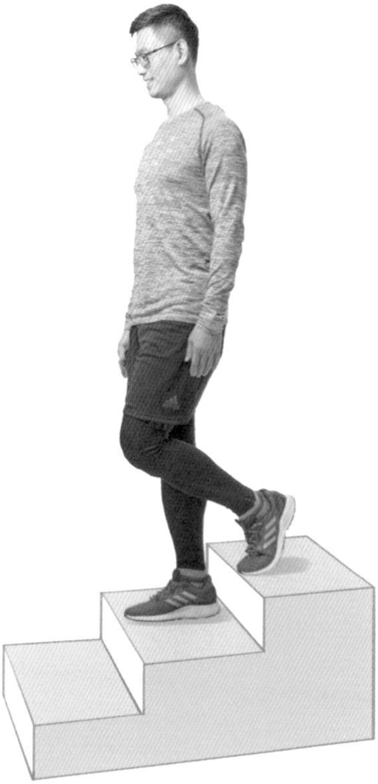

3

隨著重心完全移到前腳，
前腳掌完全著地，後腳隨
即越過前腳再下一階。

小叮嚀

轉移重心向前推進，前腳壓腳背接地承重，若是輕快的下樓，甚至會感覺都是用腳尖下樓，那就是有運用到下肢筋膜的彈性，非常棒的感覺喔。

感受一下，這樣身體的重量是否不集中在後腳，而是改由直立的前腳承擔，膝蓋很輕鬆。

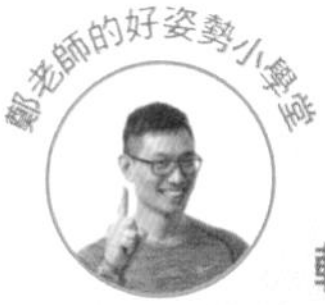

輕快下樓無負擔

下樓的觀念與技巧是：後腳腳跟離地將重心推進向前，前腳先用前足著地，像是芭蕾舞者踮腳尖般讓前腳承載身體重量，再整個腳掌踩在階梯上，身體重量由前腳接收，而隨著步伐交替，後腳馬上變成前腳，所以也必須以前足著地的方式讓重量轉移過去。

如此往復交替輕快的下樓，才是最正確的下樓梯方式。

保護膝蓋的上樓梯方式

正確保護膝蓋的爬樓梯方式，也是運用重心轉移的技巧。當我們開始爬樓梯，前腳踩上階梯時，千萬不可以讓重心向前移到前腳時才將前腳膝蓋伸直，而是要讓重心保留在後腳，此時意念向上延伸，前腳發力讓身體向前移動，這個過程配合身體向上延伸的意念召喚臀肌及股四頭肌出來工作，讓前腳膝蓋不必向前移動就能上一階階梯。

若是你重心非得向前移動才能上一階，這時候可以讓後腳踮起腳尖幫忙，拉大前腳膝蓋與腿部的角度，在減輕前腳膝蓋的負擔的同時，身體向上延伸，因為後腳踮腳尖的動作配合向上的意念，同時能叫出腹肌、臀肌與股四頭肌，幫助核心穩定及前腳膝蓋關節減輕壓力。

上樓梯的意念請想像自己好像要飛起來一般，保持身體的彈性，下肢的筋膜一樣會出來幫忙喔。

鄭老師的好姿勢小學堂

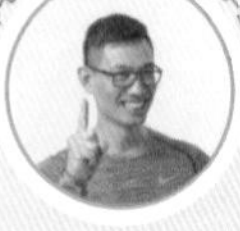

下樓重心前移，上樓重心後移

很多人膝蓋退化、老化，年紀不大就罹患退化性關節炎，都是因為姿勢不當磨損膝蓋所造成。從小到大，沒有人告訴我們「下樓時重心要先移，上樓時重心要後移」的觀念，讓很多人因為膝蓋問題頻頻就醫，最後膝蓋還是提早報銷，是很可惜的事。

學會正確上下樓梯的方式後，請大家不要再走回頭路，請務必拋掉以前錯誤的爬樓梯的方法，才是護膝愛膝的王道！

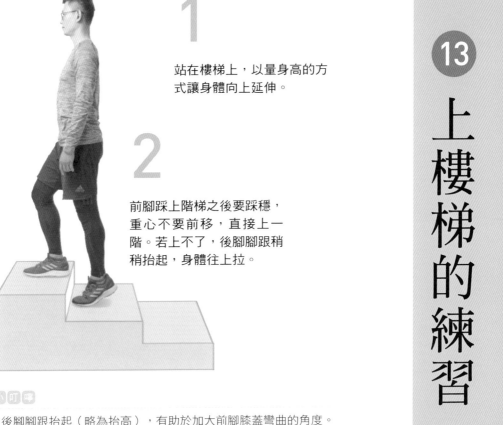

13 上樓梯的練習

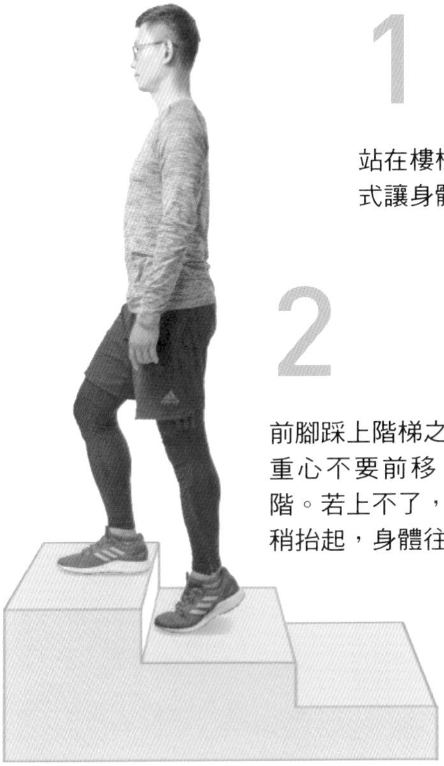

1

站在樓梯上，以量身高的方式讓身體向上延伸。

2

前腳踩上階梯之後要踩穩，重心不要前移，直接上一階。若上不了，後腳腳跟稍稍抬起，身體往上拉。

小叮嚀

後腳腳跟抬起（略為抬高），有助於加大前腳膝蓋彎曲的角度。

臀腿沒力的人，當前腳踩上階梯時，後腳馬上發動抬起腳跟，上樓會比較容易。

3

後腳越過前腳踩到階梯上成為前腳，原本的前腳成為後腳後，馬上抬起腳跟。

小叮嚀

無論膝蓋有沒有疼痛問題，當前腳踩到上一階，務必記得身體往上提，穩住膝蓋不往前衝，以免膝蓋與腿部的角度變小，加重膝蓋磨損，而且膝蓋的韌帶、關節的壓力也會突然增加。

請從慢動作開始練習，每一步都提醒自己重心的位置對了嗎？反覆體會其中的感覺，熟練後就可以用正常的速度上下樓梯了。

01

〔學員心得分享〕

創造健康，給未來買保障

李秀華，五十八歲
二〇一五年及二〇一八年上課，
脊椎強背術一日班及八週班學員

我是上班族，公司規定女員工穿窄裙。我第一次報名雲龍老師的課，是因為我有了小肚子，體態改變讓我難以穿上窄裙，而且時常肩頸酸痛，一星期按摩兩次也沒有很大改善。剛好看到老師的課程介紹傳單，就去報名上課。我住竹東，特地到台北上課。

上課讓我知道，我小腹凸出是因為長時間穿高跟鞋，導致骨盆前傾造成的，之後除了必要場合，我不再穿高跟鞋。上完課我勤做強背運動，小腹從凸出回復平坦，終於穿窄裙不費力。我原本不舒服的症狀也獲得改善，過去我洗頭洗衣服，腰背都會酸痛，上課了解到身體前彎時不能「彎腰」而是要「屈髖」。改掉壞姿勢，配合強背運動強化肌肉，兩、三個月後，酸痛就很少出現了。

一日班上課一天時間有限，只能師父領進門，其餘靠自己，但日子久了，老師教的東西，有的細節我拿捏不準，加上我覺得身體只有局部改善，沒有全面進步，所以二〇一八年我報名八週班，每週從竹東上台北上課。八週班上課時間拉長，每個環節老師都仔細教了，每個動作我也都可以做得很細緻很到位，對我來說，比一日班更有幫助，我的體態、體能都更好了。

老師給了我們很好的觀念：你現在做的，就是在預防未來發生的事情。我現在一直在減少交際應酬，把時間用在對的地方。身體好，才用得到辛苦賺取的財富；身體不好，錢都拿去看病治病，浪費了。持續創造健康，對我來說，就是為未來買了一個保障！

02

改變自己，就會改變結果

蔡梅齡，四十六歲
二〇一八年台中上課，
脊椎強背術二日班學員

我因為腰椎酸痛，除了固定看醫師，還去上運動課程，但成效不大，只是稍有改善。

有一次在網路上看到雲龍老師的影片，老師「健康促進」的理念我很喜歡也很嚮往，於是我跟進臉書老師的訊息、看老師線上直播，在家裡跟著影片從四肢伸展練起、練習「山峰山谷」等強背運動的動作，感覺身體舒服不少，決定去上老師的課，進一步了解老師課程內涵。我住雲林虎尾，到台北上課有困難，好不容易等到台中開班，趕緊報名。

第一天上課收穫就很大，知道了我一直腰痛，是因為我都是彎腰而不是屈髖，才會每次在洗手槽洗完東西腰都特別酸，而症狀要改善不能只靠運動，還要改掉壞的生活方式，建立正確動作模式。上完課，強背運動才做了半個月，我腰椎酸痛已經明顯改善，這讓我更堅定早晚都做老師交代的作業，從結業到現在，強背運動我沒有停過，我也遵從老師的教導改變生活模式，不只症狀大幅改善，整個體態與健康也都進步很多。

我從事美容美體業，主要是做臉部及身體保養，後來因應客人需求也為她們按摩紓解酸痛，卻發現需要按摩服務的客人愈來愈多，她們常常抱怨看醫師也沒用，老師的課也讓我知道客人們的症狀總是反覆發作的原因。我跟客人分享我上課的心得跟收穫，並告訴她們，做一些生活上的改變不必費很大力氣，但養成習慣後，可以大大提高身體的舒服度，改變自己，就能改變結果，創造雙贏！

還記得第一天上老師的課，老師逐一問大家為什麼來上課，我說：「我想要變得更健康」，這是我的目標，我正為達成目標努力。走在這條路上我很開心，也要謝謝老師在群組裡細心回答我的問題，真的比全國電子還感心，一日學員，終身照顧！

03

當自己的「上醫」

林瑩瑩，六十歲
二〇一七年台北上課，
脊椎強背術八週班學員

上了年紀後，我對自己有一個期許：不要成為子女的麻煩與負擔，我要健康強壯。

由於我有椎間盤突出的問題，兒子買了一些健身器材在家裡讓我運動改善，兒子教我深蹲時，我右邊膝蓋彎不下去。這時我在網路上看到雲龍老師講強背運動，我想我身體一些問題應該是姿勢不良造成的，我應該先好好了解自己的身體再鍛練身體做重量訓練，比較不會受到傷害。

於是我報名上脊椎強背術課程，上課後我每天早晚都做強背運動，發現自己一些不舒服症狀都獲得改善。有一次上課，老師邀請一位運動健身教練對我們演講，讓我有了上運動健身課程的念頭，因此對老師交代的作業更沒有鬆懈。

最後一堂課學員心得分享時，我告訴老師及同學：「我準備好了，我要去做重量訓練了！」重訓課程一週一次，我一樣早晚做強背運動，搭配健走，四個月後，我覺得自己強壯許多，體能各方面都有了進步，最棒的是我練出了腹肌。有了支撐的力量，椎間盤的問題不再是問題。我持續上重訓課程，目前進度槓鈴五十五公斤，六角硬舉鈴七十公斤，這樣的練習也沒傷到自己的椎間盤和膝蓋，這兩個部位反而更有力。

雲龍老師讓我學到的，除了鍛鍊身體的技能，還有對人生的信念設定，我牢牢記得「健康到老，無病善終」這句話，身體自己在用，自己最清楚，所以我們要當自己的「上醫」，不要當「下醫」，下醫就是醫師開藥給我們吃，上醫就是我們在了解自己身體狀況後，訓練它、強化它，養成運動習慣同時建立好的生活習慣，你就不會傷害自己的身體。

04

動作模式正確，不怕運動傷害

廖孜泠，三十九歲
二〇一七年上課，
脊椎強背術二日班學員

兩年前的一天，我一如往常坐上機車，因運動過後腿不太舒服，便在等紅燈時把彎著的腿放下來，沒想到右腳腳趾瞬間發麻，大腿連同坐骨疼痛難耐，急奔醫院掛急診，竟是椎間盤突出，髓核已爆出嚴重壓到神經。從此每天半夜疼痛不易入睡，甚至半夜痛醒落淚，長達一個月，最後只好開刀。可能是手術時傷到神經，術後我右腳癱軟行走困難，復健、針灸，效果都很有限。

遍尋不到良方改善右腳的情況，我突然想到之前家人買過雲龍老師的著作《健康，自脊來》，還要我看看。當時我並沒放在心上，此時想起，趕快去了解老師的書，並報名上課，哇，收穫滿滿！

記得手術後醫師叫我不要彎腰，連刷牙洗臉洗頭都不要彎腰，我很困惑，難道我一輩子都不能彎腰？我問物理治療師及我長期健身的健身房教練，我什麼動作可以做、什麼動作不能做，都得不到很明確的答案，以致生活上做什麼動作都很害怕，身體只要有一點異狀就擔心椎間盤突出復發。

雲龍老師解開我的疑惑，明確告訴我什麼動作可以做、怎麼做，什麼動作還不能做。有老師掛保證，我安心了，之前因為長時間不敢動身體，背部肌肉很緊繃，老師教我如何正確伸展與放鬆身體，改善了身體的緊繃與僵硬。

原本我想不透為什麼椎間盤會突出，上課後回頭檢視自己過去的生活習慣，發現生活中的ＮＧ動作我幾乎都有，像我就是老師口中姿勢不良的電腦族，腰椎本來就因為姿勢差不健康，我又持續重量訓練，加重脊椎負擔，難怪出狀況。

現在我對如何避免運動傷害有了概念，恢復定期到健身房運動的習慣後，我知道要量力而為，有疑問馬上跟教練討論；身體不舒服，我也知道怎麼用老師教的東西去改善，達到老師對學員的期望：自己有能力幫助自己，而且終身受用！

05

終於能安心使用身體

陳惠操，六十四歲

二〇一七年台北上課，脊椎強背術二日班學員

多年前由於一直沒檢查出我有缺鐵性貧血，導致肩關節、髖關節、膝關節在長期血氧不足、體能持續耗損的情況下，軟骨磨損而疼痛。雖然貧血問題後來解決了，但已造成的傷害難以復原，即便如此，我還是認知到：如果能把弱化的肌肉經由訓練而強健起來，就可以支撐、保護關節。

可是，怎麼訓練？到那裡去訓練？

上網找資源，網路世界真是包羅萬象，西醫的復健、各種體適能、民俗療法等等，看起來似乎都有效用，其中我發現鄭雲龍老師明顯與其他人不同，他示範動作俐落精確、要領解說有學理根據，更重要是，他完全不藏私的以系列性呈現，更叫人欣喜的是鄭老師出版了著作《健康，自脊來》，還有工作坊開班授課。因為已經做足「判斷」（師資）的功課，我立刻買書及報名課程。

我住花蓮，最適合的時段選擇是週休二日班。第一天上課，我拖著長期沈重酸痛的腰胯，滿心期待來到「身體智慧．脊椎強背術」的課堂。兩天的課程，從正確的自我療癒觀念教起，再從最根本也最重要的站姿、坐姿開始，一一調整；同時因應每個人不同的狀況做適合的動作。課程很快就結束了，問我收穫了什麼？難以三言兩語說完全，但最深的感言是：「脊椎強背術」為我開啟一扇希望的窗，此後我清楚知道要怎樣正確使用身體，要怎樣加強訓練保護身體，總之，每個人的收穫，都體現在他最需要被幫助的地方。

此外，我想表達一個重要觀念——很多人會說，雲龍老師的影片已經講得很清楚，跟著影片練習不就好了？還需要上課嗎？我的體會是：需要上課！我學習太極拳多年，深知關鍵處必須高明的老師親自提點，才得以領會，光聽光看總隔了一層紗，不透徹，現場上課的重要性，真的不是影片可以替代。

附錄1

人體工學用品介紹

好姿勢需要有好工具輔助。日常生活中，除保持姿勢正確之外，善用各種人體工學用品，更能為脊椎加一重保護。這裡介紹幾種日常生活必備的人體工學用品，時時讓你「脊」樂舒壓！

若想進一步了解用品資訊，請掃描下方的QRCode

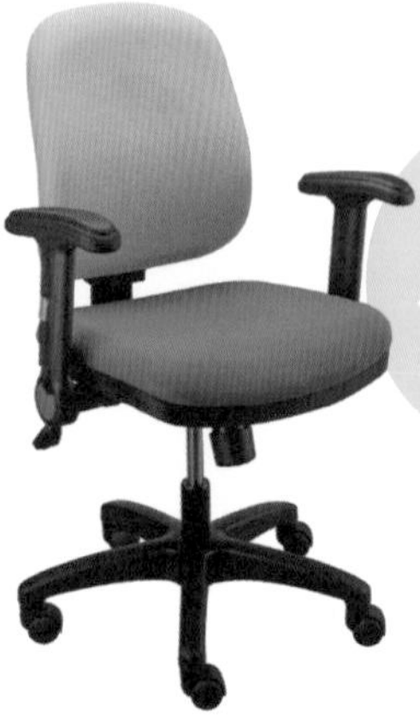

傾斜角度九十五度的電腦椅

提供背部可靠的支撐。挑選時留意是否能調整椅背傾斜度、座椅高度及扶手高度，以及椅腳的滾輪能否在坐定時不滑動、起身時易滑動。

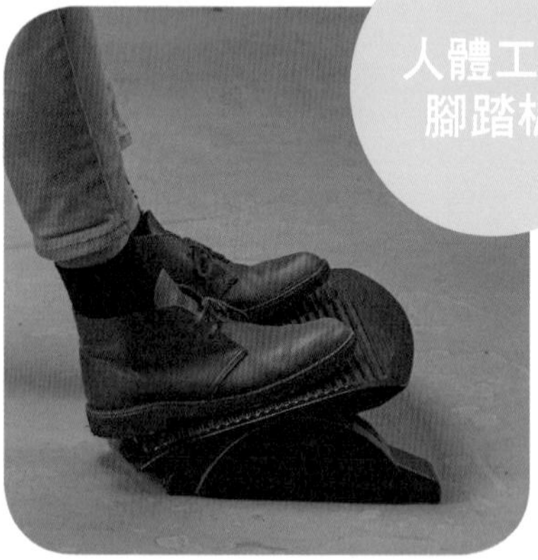

人體工學腳踏板

以斜面支撐雙腳，既可防止腳掌懸空疲倦、避免蹺腳，又可加大膝蓋角度，促進膝蓋血液循環。

架高式機能午睡枕

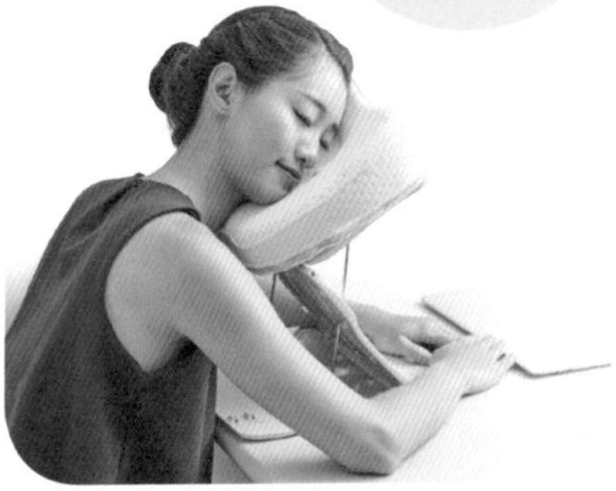

貼著桌面的午睡枕雖能稍微墊高頭部，仍會造成脊椎彎曲，可調整高度的架高式午睡枕則在不改變脊椎原有曲線下，提高午休品質。

伸展椎間盤專用的枕椎墊

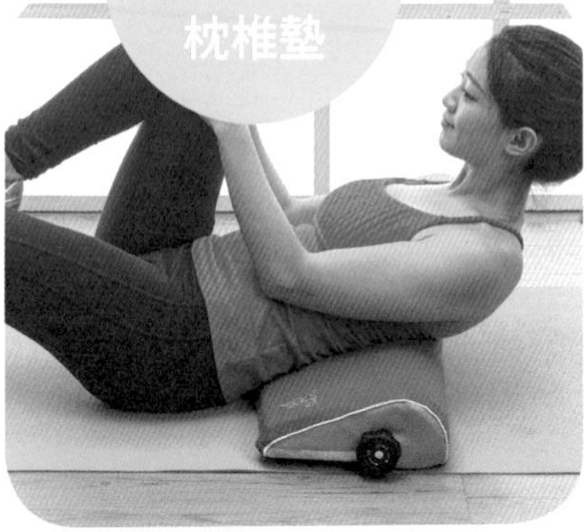

內有專利可調式挺背器，可依個人狀況調整支撐幅度及壓力，是伸展頸椎跟腰椎的利器，也可以睡覺放在膝蓋下做為膝枕。

內含挺背器的靠背墊

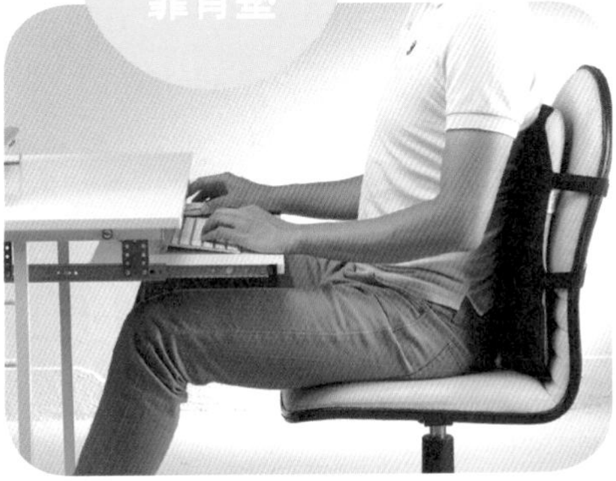

電腦族如果受限於環境（比如公司統一規定辦公室座椅款式）無法將座椅更換為人體工學電腦椅，可用靠背墊補救。

靠背墊以能調整支撐角度為佳，才能貼合背部曲線，提供脊椎最佳支撐，讓自己坐在電腦桌前，脊椎也可以很延伸。

此外家裡的沙發也需要有好的支撐，因此也有專屬沙發專用的靠背墊喔。

坐姿王

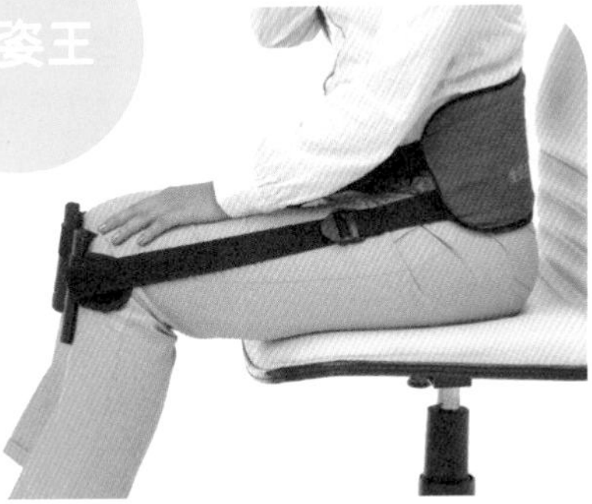

坐姿輔助工具，能固定骨盆、避免駝背。

附錄2

自我學習確認表——成為自己的教練

知識的價值在於理解之後產生行動，讀完本書後，你將遇到最大的挑戰，那就是：知道之後還要做到是不容易的，因此你必須成為自己的教練，下定決心「知道」還要「做到」！

下面的「不良姿勢覺察表」與「學習重點查核表」就是為了協助你掌握本書的知識重點，同時可以自我查核的好工具，督促自己將所學落實在生活中。

你準備好成為自己的教練了嗎？

❶ 請先完成表一「不良姿勢覺察表」，在「初次覺察」欄位打勾，數

一數自己有幾項不良姿勢習慣。

❷ 設定目標：二十一天之後戒除所有不良姿勢習慣。

❸ 接下來依照表二「學習重點查核表」，一一自我查核，掌握學習重點。

❹ 落實正確姿勢與建構人體工學的環境，連續不間斷執行二十一天。

❺ 在這二十一天中，建議同步執行脊椎運動，請參考我上一本著作《健康，自脊來》，有詳細文字加影音的教學。

❻ 二十一天後，再次填寫「不良姿勢覺察表」，在複查的欄位打勾，您將發現自己有非常大的進步喔！

恭喜你，你擁有自我創造健康的能力！

一、不良姿勢覺察表

不良姿勢習慣	初次覺察	複察（21天之後）
01 站姿彎腰駝背或三七步？	□是□否	□是□否
02 走路時雙腳掃過地面發出趴躂趴躂的聲音？	□是□否	□是□否
03 習慣用同一側牙齒咀嚼食物？	□是□否	□是□否
04 將食物放在客廳矮几上駝背用餐？	□是□否	□是□否
05 看電視時將雙腳抬放在客廳矮几上？	□是□否	□是□否
06 坐著時翹二郎腿？	□是□否	□是□否
07 側坐或側躺在沙發上看電視？	□是□否	□是□否
08 坐在支撐力不足的搖椅或躺椅上看電視？	□是□否	□是□否
09 盤腿在沙發上看電視？	□是□否	□是□否
10 坐在床上雙腳伸直看電視（坐姿直腿）？	□是□否	□是□否

11 經常穿著束腹、馬甲或護腰？（過度依賴）	□是□否	□是□否
12 使用筆記型電腦時沒有將筆電架高？	□是□否	□是□否
13 使用筆記型電腦時沒有外接鍵盤及滑鼠？	□是□否	□是□否
14 沒有配備鍵盤架，而是將電腦鍵盤放在桌面上使用？	□是□否	□是□否
15 沒有配備滑鼠架，而是伸長手臂在桌面上使用滑鼠？	□是□否	□是□否
16 電腦椅過度後傾以致大腿跟身體超過九十五度？	□是□否	□是□否
17 習慣趴在桌上午睡，但沒有使用直立式午睡枕？	□是□否	□是□否
18 睡覺時常以雙手上舉的投降姿勢睡覺？	□是□否	□是□否
19 側睡時有側趴睡的習慣？	□是□否	□是□否
20 刷牙或洗手、洗臉時彎腰駝背？	□是□否	□是□否
21 從椅子上站起來的時候，雙腳膝蓋向內夾？	□是□否	□是□否
22 上樓梯時，前腳膝蓋先向前頂，再踩到上一階？	□是□否	□是□否
23 下樓梯時，後腳膝蓋先彎曲，再踏到下一階？	□是□否	□是□否

（讀畢本書後，確認自己能知行合一的檢查表）

二、學習重點查核表

學習重點	生活應用	學習章節	確認請打✓
01 自我健康促進	將消極的「我想解決什麼症狀」，轉換成積極的「我想創造什麼結果」。	第一章	
02 「形不破體」理論	強化脊椎延伸的自我意識，任何姿勢都不能破壞脊柱結構。	第二章	
03 主動創造脊椎生機	開刀不可怕，可怕的是不學習、不改變、不主動創造健康，只想依賴醫療的心態。	第三章	
04 改變錯誤的行為模式	啟動覺察，生活中自己習慣性的行為模式，是否自動化的創造症狀？有覺察才能改變錯誤的動作模式。	第四章	
05 站姿覺察的七種練習	以「好呼吸就是好姿勢」為原則，用延伸且輕鬆的意念來站立，如有駝背或三七步等鬆垮站姿，也能立即覺察與調整。	第五章	
06 彈性行走	在延伸的意念下，以「球充飽了氣」的方式行走，用全身筋膜的彈性輕快的行走。	第六章	
07 坐姿中心姿勢	戒除所有不良坐姿習慣，能夠因「椅」制宜，將「坐姿中心姿勢」原理，應用在所有的椅子上。	第七章	
08 建置人體工學的坐姿環境	運用電腦椅、鍵盤架、滑鼠架、靠背墊、腳踏板、螢幕架、沙發三寶……等用品建置人體工學環境。	第七章	

09 找到適合自己的枕頭	以「睡姿就是躺平的站姿」來調整枕頭高度，找到無論仰睡或側睡，都能讓頸椎及肩胛舒適的枕頭高度。	第八章	
10 養成睡前覺察的好習慣	戒除睡高枕與側趴睡的壞習慣，無論仰睡或側睡，先深呼吸幾次，覺察自己呼吸順暢才入睡，養好良好睡姿習慣。	第八章	
11 建立髖關節的意識	能夠區分腰關節與髖關節的位置，讓身體熟悉如何以髖關節為轉軸來前傾上半身，具備髖關節屈曲的意識。	第九章	
12 以屈髖代替彎腰	日常生活中如洗手、洗臉、上菜、撿物品、拖地等，都以屈髖代替彎腰，改善讓腰椎過度負荷的生活模式。	第十章	
13 一百分的搬重物模式	以保持脊椎生理曲線的原則搬重物，在屈髖的基礎上開腿蹲下並搬起重物。	第十一章	
14 由站著坐下	坐下時以髖先動，膝再蹲，臀部後送的前傾方式坐下，改善駝背、開腿、夾膝、翹臀等錯誤模式，讓背肌及腹肌對脊椎負起責任。	第十二章	
15 從椅子起身	延伸脊椎，維持脊椎正常曲線，以感恩的心鞠躬起身，建立以髖、膝為轉軸的動作認知。	第十二章	
16 彈性下樓	下樓梯時，先將後腳重心向前移動再彎曲膝蓋，運用下肢筋膜的彈性輕快下樓。	第十三章	
17 拉提上樓	上樓梯時，當前腳踩到上一階，重心不前移而是直接身體往上移，穩住膝蓋不向前頂，減少膝蓋彎曲角度。	第十三章	

身體文化 145

好姿勢，救自脊——超人氣脊椎保健達人教你改變NG姿勢，從脊開始，找回健康

作　者—鄭雲龍
採訪撰文—邱淑宜
副 主 編—郭香君
責任企劃—張瑋之
封面、內頁設計編排—比比司設計工作室
攝　影—富影工作室 林義富
插　畫—三魚工作室 陳美伶
編輯總監—蘇清霖

董 事 長—趙政岷
出 版 者—時報文化出版企業股份有限公司
108019台北市和平西路三段二四〇號四樓
發行專線—（〇二）二三〇六六八四二
讀者服務專線—〇八〇〇二三一七〇五
（〇二）二三〇四七一〇三
讀者服務傳真—（〇二）二三〇四六八五八
郵撥—一九三四四七二四時報文化出版公司
信箱—10899台北華江橋郵局第九九信箱

時報悅讀網—http://www.readingtimes.com.tw
綠活線臉書—https://www.facebook.com/readingtimesgreenlife
法律顧問—理律法律事務所　陳長文律師、李念祖律師
印　刷—華展印刷有限公司
初版一刷—二〇一九年五月十日
初版六刷—二〇二三年七月二十日
定　價—新台幣三六〇元

好姿勢，救自脊：超人氣脊椎保健達人教你改變NG姿勢，從脊開始，找回健康 / 鄭雲龍著；邱淑宜採訪撰文.
-- 初版. -- 臺北市：時報文化，2019.05
面；　公分. --（身體文化；145）
ISBN 978-957-13-7775-9（平裝）

1.脊椎病 2.保健常識 3.運動健康

416.616　　108004884

ISBN 978-957-13-7775-9
Printed in Taiwan

好姿勢，救自脊

QRCode
影音
教學版

超人氣脊椎保健達人
教你改變NG姿勢，
從脊開始，找回健康

鄭雲龍／著
邱淑宜／採訪撰文

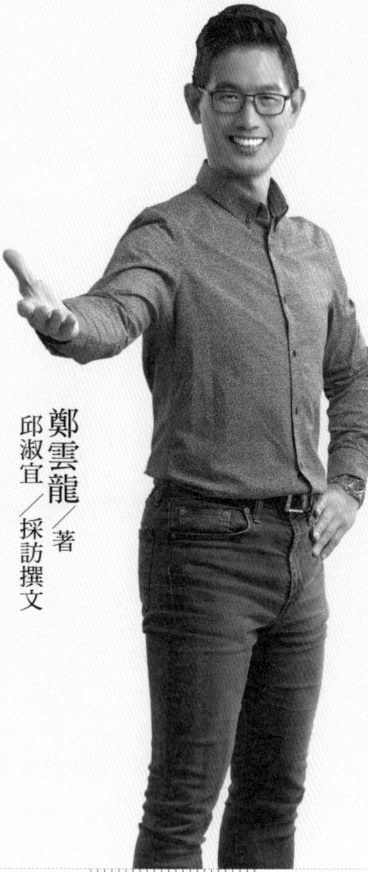

※請對折黏封後直接投入郵筒，請不要使用釘書機。

※無需黏貼郵票

廣　告　回　信
台北郵局登記證
台北廣字第2218號

時報文化出版股份有限公司

10803 台北市萬華區和平西路三段240號4樓

第一編輯部綠活線 收

抽獎回函

請完整填寫讀者回函內容，並於2019.07.28前（以郵戳為憑）寄回時報出版，即可參加抽獎，有機會獲得【身體智慧 防駝背帶】1個。共抽出10名讀者，數量有限，請速填寫後寄出！

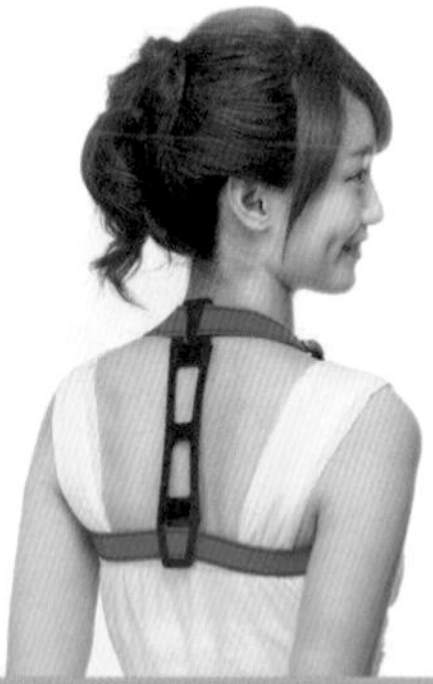

身體智慧 防駝背帶　市價：980元

活動辦法：

① 請沿虛線剪下本回函，填寫個人資料，並黏封好（請不要使用釘書機）寄回時報出版（無需貼郵票），將抽出10名讀者。

② 抽獎結果將於2019.07.31在「時報出版綠活線」Facebook粉絲專頁公布得獎名單，並由專人通知得獎者。

③ 若於2019.08.08前出版社未能聯絡上得獎者，視同放棄。

對摺線

讀者資料（請務必完整填寫並可供辨識，以便通知活動得獎者相關訊息）

姓名：　　　　　　　　□先生 □小姐

年齡：

職業：

聯絡電話（H）　　　　　　（M）

地址：□□□

E-mail：

請沿虛線剪下

注意事項：

1.本回函不得影印使用　2.時報出版保有活動辦法變更之權利

3.本抽獎活動若有其他疑問，請洽(02)2306-6600#8446 張小姐